YUANFAXING GANAI

JINGZHUN FANGLIAO BAQU

GOUHUA TUPU

原发性肝癌
精准放疗靶区勾画图谱

主　编　曾昭冲　杜世锁

编　著（以姓氏拼音顺序为序）

陈一兴　何　健　侯佳舟　胡　永　孙　菁

孙太伟　王斌梁　王　健　吴志峰　肖　寒

杨　平　张建英　朱文超

復旦大學出版社

图书在版编目(CIP)数据

原发性肝癌精准放疗靶区勾画图谱/曾昭冲,杜世锁主编.—上海:复旦大学出版社,2023.6
ISBN 978-7-309-16557-9

Ⅰ.①原… Ⅱ.①曾… ②杜… Ⅲ.①肝癌-放射疗法-图谱 Ⅳ.①R735.7-64

中国版本图书馆 CIP 数据核字(2022)第 201019 号

原发性肝癌精准放疗靶区勾画图谱
曾昭冲 杜世锁 主编
责任编辑/贺 琦

复旦大学出版社有限公司出版发行
上海市国权路 579 号 邮编:200433
网址:fupnet@ fudanpress.com http://www.fudanpress.com
门市零售:86-21-65102580 团体订购:86-21-65104505
出版部电话:86-21-65642845
浙江新华数码印务有限公司

开本 787×1092 1/16 印张 8.25 字数 161 千
2023 年 6 月第 1 版
2023 年 6 月第 1 版第 1 次印刷

ISBN 978-7-309-16557-9/R · 2006
定价:138.00 元

主编简介

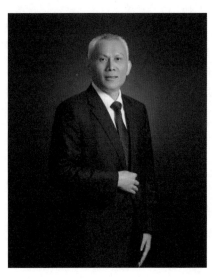

曾昭冲，医学博士。现任复旦大学附属中山医院放疗科主任，二级教授，博士生导师。兼任中国研究型医院学会放射肿瘤学分会副主任委员，中国医师协会肝癌专业委员会常委，中国临床肿瘤学会（CSCO）肝癌专业委员会常委，CSCO肿瘤放疗专委会常委，上海市医师协会肿瘤放疗科医师分会第一届委员会副会长。

长期致力于肝癌放射治疗的临床和基础研究工作，积累了丰富的经验，执笔《肝癌立体定向放疗的亚太共识》（Consensus for SBRT for HCC from the 7th APPLE）及《原发性肝癌放射治疗共识》（2016年和2020年版）。先后承担2项科技部重点专项，1项国家自然科学基金联合基金项目（编号：U1505229），4项国家自然科学基金面上项目（编号：30770636，30973500，81773220，82073334），1项国家自然科学基金科学部主任基金项目（编号：81241012）。荣获上海市领军人才称号，并获得上海市领军人才基金（编号：Q2016-019）；荣获上海市优秀学科带头人称号，并获得优秀学科带头人基金（编号：12XD1401800）。

培养博士或博士后研究生16位、硕士生11位，作为上海市住院医师规培点主任，已培养15位规培或专培住院医师。

以第一或通讯作者身份发表SCI收录论文120余篇。主编《原发性肝癌放射治疗临床实践》（第一版、第二版）、《腹盆腔恶性肿瘤放射治疗》。

曾获多项科研奖励：2006年教育部科技成果一等奖（肝细胞癌放射治疗，第一完成人）， 2010年中华医学科技奖二等奖（原发性肝癌放射治疗——实验研究及临床实践，第一完成人），2015年上海市科技成果二等奖（原发性肝癌放射治疗基础研究和临床应用，第一完成人），2008年国家科学技术二等奖（肝癌门静脉癌栓形成机制及多模式综合治疗技术，第三完成人），2019年北京市科学技术进步一等奖（多模态影像引导肝癌精确诊疗体系建立与临床应用，第三完成人）。

主编简介

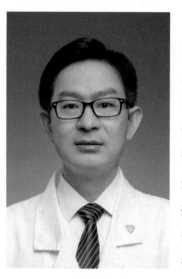

杜世锁，复旦大学附属中山医院放疗科常务副主任、教授，纽约大学博士后，博士生导师，"上海千人计划"特聘教授，复旦大学关键岗位教授，中山医院优秀共产党员。兼任上海市医师协会肿瘤放疗专委会副主任委员、上海市核学会肿瘤放疗和影像专委会副主任委员、北京放射治疗与损伤修复专委会外科学组副主任委员、中华医学会放射肿瘤分会免疫学组委员、上海市医学会放射肿瘤专科分会青委委员、中国临床肿瘤学会（CSCO）转化医学学组专委委员。

从事恶性肿瘤放射治疗23年。2005—2010年获复旦大学放射肿瘤学专业博士学位，师从曾昭冲教授，学习肝癌放射治疗的临床和基础研究。2011—2015年美国纽约大学（New York University）癌症中心放疗科博士后，在Silvia C. Formenti教授指导下从事放射治疗的免疫调控机制。2015—2018年在美国托马斯·杰斐逊大学（Thomas Jefferson University）任放疗科副教授。2018年上海高层次人才引进回到复旦大学中山医院放疗科担任教授。2019—2020年参加哈佛大学（Harvard University）全球临床学者研究计划培训项目。美国放射肿瘤学会（ASTRO）、美国癌症研究协会（AACR）、中华医学会放射肿瘤治疗学分会（CSTRO）会员，发表SCI收录论文60余篇，主持国家自然科学基金3项，上海市自然科学基金1项，参与申请美国国立卫生研究院（NIH）或美国国家癌症研究所（NCI）课题6项；参编专著3本；获得中华医学奖2等奖1项；任国家自然科学基金评议人。

前　言

原发性肝癌(简称肝癌)发病率位居我国恶性肿瘤的第四位,死亡率的第二位。20 世纪,肝癌被称为癌王,这是因为一旦出现临床症状,治疗手段有限,生存时间很短。21 世纪初,经肝动脉介入栓塞化疗(简称介入治疗)不断普及,复旦大学附属中山医院放疗科的资料显示,局限在肝内的大肝癌患者接受介入治疗结合放疗,其中位生存期为 20 个月。最近的资料显示,同样病期的患者,中位生存期已经提高到 40 个月。20 年间,中位生存期已延长 1 倍,使肝癌不再是"癌王",这得益于各项综合治疗措施的进步。

在这 20 年间,肝癌的放疗也发生了根本性的变化。从放疗效果被否定,到各个不同病期肝癌均能从放疗中获益,放疗技术起了很重要的作用。

二维放疗时代,我们很难看清肝内肿瘤位置,当时的影像学也不易发现肝外转移灶,放疗不精准,患者往往死于放射性肝损伤。影像学检查未能全面发现转移灶,往往使放疗后顾此失彼。三维适形放疗和调强放疗时代,肝癌放疗效果有所提高,放射损伤发生率有所下降,但是精准度仍然较差。随着医学影像技术的进步,磁共振成像技术的普及,肝内、外的病灶比较清楚易见,肝癌的靶区勾画精准度提高,加速器系统自带 CT 或磁共振成像,图像引导下的放疗应运而生。加上呼吸运动管理,大大提高了放疗精准度和肿瘤的放疗剂量。肝癌的大分割放疗和立体定向放疗逐步得到认可,疗效显著优于常规分割放疗。

如今,小肝癌可以通过立体定向放疗得到根治,局限在肝内的大肝癌经过介入治疗结合放疗,门静脉癌栓介入治疗结合放疗再靶向药物治疗巩固,肝外转移的肝癌,其系统性药物治疗结合局部病灶的放疗,疗效显著提高。因此,原发性肝癌的放疗靶区勾画,不单单局限于肝内病灶,还有癌栓、淋巴结、淋巴引流区以及肝外病灶的靶区勾画。其危及器官也不单单是肝脏,还有与转移灶相邻的全身各个器官和组织。

本书除了肝癌的各种靶区勾画,还向读者介绍了不同靶区勾画前的准备工作、图像扫描要求、图像融合技术、不同靶区的定义及其范围、剂量分割等,特别是配上实例,可以一目了然地知道各种靶区范围。本书除了放疗科医生可以从中受益,还可以供剂量师、加速器技术员、物理师做放疗计划和验证参考。

2023 年 2 月

目　录

第一章　肝脏解剖与肝癌转移概述

肝脏是人体最大的腺体,位于右上腹,大部分位于右季肋区和腹上区,小部分位于左季肋区。我国成年人肝脏质量为 1 200~1 500 g,左右径约 26 cm,前后径约 15 cm,上下径约 6 cm。肝脏周围毗邻许多重要器官,肝上方为横膈,膈上有右侧胸膜腔和右肺,肝下方右侧与结肠肝曲相邻,中部与十二指肠上段靠近,后上方为右肾和右侧肾上腺,左下方与胃相邻,左后方为食管腹腔段。

肝脏上面为横膈膜,又称为膈面。横膈膜与肝膈面腹膜反折形成矢状位的肝镰状韧带,该韧带延伸至肝脏并将肝脏分为左右两叶,肝左叶小而薄,肝右叶大而厚(图 1-1)。肝膈面后部无腹膜覆盖并直接与横膈接触的部分称为裸区,其左侧有一较深的沟,内有下腔静脉走行,称为腔静脉沟。肝脏下面毗邻众多腹腔脏器,又称为脏面。脏面中部有略呈"H"形的 3 条沟将肝脏分为 4 叶:肝左叶、肝右叶、方叶和尾状叶(图 1-2),其中横行的沟位于肝脏面中央,内有左、右肝管走行,肝固有动脉、门静脉和肝脏的淋巴管、神经也由此出入肝脏并分支,因而此处被称为肝门或第一肝门。肝脏面的后部为腔静脉沟,容纳下腔静脉。腔静脉沟向上延伸至脏膈面。肝静脉的左、中、右分支在腔静脉沟的上端出肝脏后立刻汇入下腔静脉,因而临床上常将此处称为第二肝门。脏面的肝右叶、方叶和尾状叶相当于膈面的肝右叶[1,2]。

肝内管道可分为肝静脉系统(肝左静脉、肝中静脉、肝右静脉、肝右后静脉和尾状叶静脉)和格利森(Glisson)系统(肝门静脉、肝动脉和肝管)两部分。按照 Glisson 系统的分布和肝静脉的走行可将肝脏划分为肝段,Glisson 系统分布在肝段内,肝静脉走行于肝段间。目前临床上多采用奎纳德(Couinaud)分段法将肝脏分为 5 叶和 8 段(图 1-3)[3]。

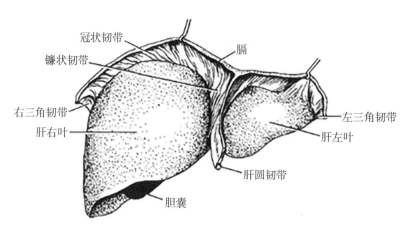

图 1-1　肝脏膈面

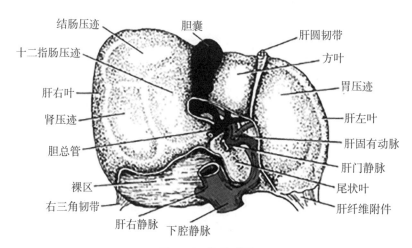

图 1-2　肝脏脏面

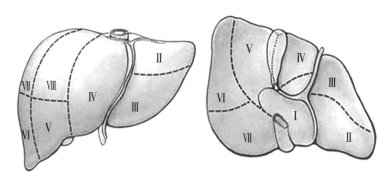

图 1-3　肝脏脏面分段

第二节　肝癌局部和远处转移途径

原发性肝癌(简称肝癌)是一种恶性程度很高的肿瘤。肝脏具有丰富的血管和淋巴系统,因此肝癌易通过这些肝内管道系统向局部和远处侵犯和转移。常见肝癌局部和远处转移途径有以下几种(表1-1)。

表1-1　肝癌局部和远处转移途径

转移类型	转移途径
局部转移	直接浸润
	门静脉癌栓
	胆管癌栓
	侵犯周围器官
远处转移	血行转移
	淋巴转移
	腹腔种植转移

（1）肝癌在肝内直接浸润周围正常组织,可以在大的癌结节周围出现小的卫星灶。

（2）肝癌侵犯门静脉分支,形成门静脉癌栓,癌栓脱落形成肝内播散;部分癌栓甚至可以沿门静脉生长至门静脉主干。

（3）肝内胆管与门静脉在 Glisson 系统内伴行,肝癌可侵入胆管形成胆管癌栓,并导致胆管梗阻和黄疸。

（4）肝癌可直接侵犯周围的邻近组织与器官,包括横膈、结肠、胆囊、胃等。

（5）肝脏具有丰富的血供系统和大量的血流,血行转移为肝脏最常见的远处转移方式。肝癌细胞侵入局部血管后可随血流转移至全身各处,常见的远处转移部位为肺、骨、肾上腺等。颅脑转移在肝癌患者中发生率相对较低。

（6）肝癌细胞侵入末梢淋巴管后进入淋巴循环,随淋巴引流进入局部淋巴结。常见的淋巴结转移部位为肝门部淋巴结、肝动脉旁淋巴结、胰腺周围淋巴结、腹膜后淋巴结、腹主动脉旁淋巴结、锁骨上淋巴结等。

（7）肝癌突破肝表面后,可发生癌细胞脱落腹腔种植转移,表现为血性腹水;女性可发生卵巢种植转移[4-8]。

第三节 肝脏的淋巴回流和肝癌的淋巴转移途径

　　肝脏的淋巴回流分为深、浅两组。浅淋巴管位于肝包膜下的肝实质深面,形成淋巴管网;深部的淋巴管沿 Glisson 系统走行并与浅淋巴管互相交通。

　　肝膈面的浅淋巴管分为左、后、右 3 群:左群浅淋巴管汇入胃右淋巴结和贲门淋巴结,后群浅淋巴管经腔静脉孔进入胸腔并汇入膈上淋巴结和纵隔后淋巴结;右群浅淋巴管汇入主动脉前淋巴结。肝脏面左叶浅淋巴管经贲门淋巴结汇入胃上和胃胰淋巴结或直接汇入腹腔淋巴结,右叶、方叶和尾状叶的浅淋巴管大多经肝门区引流后汇入肝门部淋巴结和腹腔淋巴结。肝左、右叶外侧部的浅淋巴管还可汇入两侧腰淋巴结(图 1-4)。

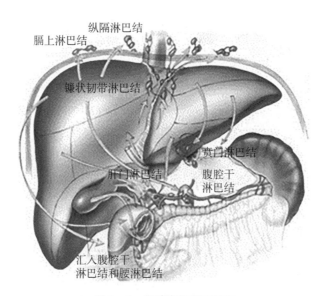

图 1-4 肝脏浅部淋巴引流

　　肝脏的深淋巴管在肝内沿 Glisson 系统走行,可分为升、降两支。升支沿肝静脉分支上行出第二肝门并到达下腔静脉旁淋巴结,随下腔静脉经腔静脉孔进入胸腔后汇入纵隔后淋巴结;降支沿肝门静脉汇入肝门部淋巴结(图 1-5)。

　　肝细胞癌淋巴转移的方向与肝脏淋巴引流途径大致相同。总体上以肝门部淋巴结转移最为常见,肝左叶肿瘤多见肝总动脉旁淋巴结转移,肝右叶肿瘤多见肝十二指肠韧带内淋巴结和胰头淋巴结转移,侵犯到肝包膜的肿瘤可经膈上淋巴结转移至纵隔后淋巴结。肝硬化患者因肝脏淋巴回流受阻而导致淋巴引流侧支循环形成,也可见跳跃性

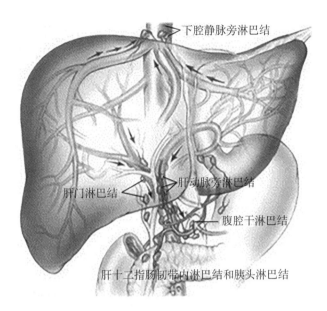

图 1-5　肝脏深部淋巴引流

淋巴结转移。

（杜世锁）

参 考 文 献

[1] 中华人民共和国国家卫生健康委员会医政医管局. 原发性肝癌诊疗指南（2022 年版）[J]. 中华肝脏病杂志,2022,30(4):367 - 388.

[2] TREFTS E, GANNON M, WASSERMAN D H. The liver[J]. Curr Biol. 2017, 27(21): R1147 - R1151.

[3] JUZA R M, PAULI E M. Clinical and surgical anatomy of the liver: a review for clinicians [J]. Clin Anat, 2014, 27(5):764 - 769.

[4] SKANDALAKIS J E, SKANDALAKIS L J, SKANDALAKIS P N, et al. Hepatic surgical anatomy[J]. Surg Clin North Am, 2004, 84(2):413 - 435.

[5] YI J, GWAK G Y, SINN D H, et al. Screening for extrahepatic metastases by additional staging modalities is required for hepatocellular carcinoma patients beyond modified UICC stage T1[J]. Hepatogastroenterology, 2013, 60(122):328 - 332.

[6] UKA K, AIKATA H, TAKAKI S, et al. Clinical features and prognosis of patients with extrahepatic metastases from hepatocellular carcinoma[J]. World J Gastroenterol, 2007, 13 (3):414 - 420.

[7] HARDING J J, ABU-ZEINAH G, CHOU J F, et al. Frequency, morbidity, and mortality of bone metastases in advanced hepatocellular carcinoma[J]. J Natl Compr Canc Netw, 2018, 16

（1）:50 - 58.

［8］CHOI H J，CHO B C，SOHN J H，et al. Brain metastases from hepatocellular carcinoma:
prognostic factors and outcome: brain metastasis from HCC［J］. J Neurooncol，2009，91（3）:
307 - 313.

第二章 肝癌靶区勾画指南概述

第一节 靶区勾画的专业术语

靶区勾画是放射治疗(以下简称放疗)全流程中极其关键的环节。根据国际辐射单位与测量委员会(International Commission on Radiation Units and Measurements, ICRU)1978 年第 29 号报告、1993 年第 50 号报告、1999 年第 62 号报告、2012 年 83 号报告[1-4],结合原发性肝癌放疗相关专家共识和指南[5-9],将原发性肝癌放疗相关的靶区和剂量定义如下。

一、大体肿瘤靶区

大体肿瘤靶区(gross tumor volume,GTV)是指影像学图像上可见的具有一定形状和大小的病变范围,包括原发病灶、转移性淋巴结和其他转移灶。GTV 的确定主要依赖于影像学检查(如 CT、MRI、PET/CT 等)。原发性肝癌 GTV 勾画方法如下。

1. 肝内肿瘤 肝内肿瘤的 GTV 勾画需要在增强定位 CT 图像上进行,强烈建议融合腹部增强 MRI 图像、PET/CT 与 PET/MRI 图像辅助勾画。CT 和 MRI 上的 GTV 勾画以动脉期为主,结合其他时相图像。

2. 血管癌栓 血管癌栓主要包括门静脉癌栓、下腔静脉癌栓和肝静脉癌栓。血管癌栓的 GTV 勾画以静脉相为主,肝内血管外病灶要求与肝内肿瘤类似。

3. 淋巴结转移 淋巴结转移 GTV 勾画同样需要在增强定位 CT 图像上进行,视淋巴结转移具体部位融合不同影像图像辅助勾画。

4. 常见远处转移

(1)肺转移:肺转移 GTV 勾画在胸部 CT 平扫定位图像的肺窗上进行,可参考

PET/CT 影像辅助 GTV 勾画。

（2）骨转移：骨转移 GTV 勾画在 CT 定位图像上进行，周围有软组织侵犯建议在增强定位 CT 图像上进行勾画，辅助参考影像包括 MRI、PET/CT、骨显像等。

（3）肾上腺转移：肾上腺转移 GTV 勾画在 CT 增强定位图像上进行，辅助参考影像包括 MRI、PET/CT 与 PET/MRI。

二、临床靶区

临床靶区（clinical target volume，CTV）是指包含 GTV 和肿瘤周围亚临床浸润的区域。主要根据肿瘤部位、大小、恶性程度以及浸润范围等因素确定 CTV 勾画区域。CTV = GTV + 潜在受浸润的亚临床病灶区域。原发性肝癌 CTV 外放方法如下。

1. 肝内肿瘤 肝内肿瘤 CTV 外放范围依据不同照射技术在 GTV 基础上外放 0～4 mm[10]。小肝癌立体定向体部放疗（stereotactic body radiation therapy，SBRT）无须外放 CTV。

2. 血管癌栓 血管癌栓 CTV 外放范围参照肝内肿瘤外放范围，根据不同照射技术在 GTV 基础上外放 0～4 mm。

3. 淋巴结转移 淋巴结转移 CTV 外放仅针对可见病灶，因肝细胞肝癌出现淋巴引流区转移相当少见，因此，CTV 一般不包括淋巴引流区。如果有肉眼可见的淋巴结，可以适当扩大到其周围的部分引流区。

4. 常见远处转移 肺转移、肾上腺转移等 CTV 的外放范围根据不同照射技术在 GTV 基础上外放 0～4 mm。

三、内靶区

内靶区（internal target volume，ITV）是指 CTV 外边界运动的范围[11,12]，ITV 外放重点考虑的是器官运动因素。对于原发性肝癌而言，ITV 外放主要考虑呼吸运动的影响。肝内肿瘤、门静脉癌栓/下腔静脉癌栓、肺转移和肾上腺转移[13]在靶区勾画时要考虑 ITV 的外放。

四、计划靶区

计划靶区（planning target volume，PTV）是指在 ITV 基础上，考虑摆位误差等因素而外放的范围。肝癌 PTV 外放范围尚无统一定论，需要综合考虑患者体位固定装置和图像引导技术等多方面情况，进行经验性外放。

五、其他

1. 危及器官（organ at risk，OAR） 是指位于照射区域的正常组织和器官，潜在受到放射危害。危及器官的耐受剂量会显著影响治疗计划和/或处方剂量。根据 ICRU 第 62 号报告，将危及器官分为串联型、并联型和串—并联型组织。肝癌的危及器官根据肿瘤的原发部位和转移部位不同，危及器官也不同。

2. 靶区最大剂量 是指计划靶区内最高剂量。

3. 靶区最小剂量 是指计划靶区内最低剂量。

4. 靶区平均剂量（mean target dose，MTD） 是指计划靶区内均匀分割的剂量矩阵内剂量平均值。

5. 靶区中位剂量 是指计划靶区内最大剂量和最小剂量的平均值。

6. 处方剂量 是指已确认的计划射野安排，要达到一定的靶区剂量（DT），换算到标准水模体内每个使用射野的射野中心轴上最大剂量点处的剂量（Dm），其单位多用 cGy 表示，1 Gy = 100 cGy。对于标称条件下，加速器一般标定为 1 cGy = 1MU，MU 为加速器剂量仪的监测数。此时，处方剂量用"MU"为单位表示。处方剂量是通过相应的射野安排和照射技术与靶剂量发生联系，但它并不等于靶区剂量。使用不同射线能量，得到相同靶区剂量 DT 时，其处方剂量 Dm 一般不相等。

7. 剂量-体积直方图（dose-volume histogram，DVH） 是指计算和表示在某一感兴趣区域，如靶区或重要器官体积内有多少体积受到多高剂量水平的剂量照射。DVH 是一个量化治疗计划的评估工具，在三维治疗计划系统中可得到患者解剖结构的基于三维矩阵点的剂量信息，以定量的方式告知医生或计划设计者其靶区或重要器官内剂量大小与受照射体积间的关系。DVH 有两种类型：①位于某一剂量水平以上的体积相对于剂量的变化，称为积分 DVH；②位于某一剂量区域的体积相对于剂量的变化，称为微分 DVH。积分 DVH 对同一治疗计划不同器官间剂量分布的评估非常有用；想要了解同一器官内受照体积与剂量间的相对关系，微分 DVH 能告知多少个体积单元受到某一剂量范围内的照射。

8. 生物效应剂量（biological effective dose，BED） 在等效换算基本公式 $F/\alpha = D + (\beta/\alpha)D^2$ 中，F/α 被称作 BED[14]，单位为 Gy，具有剂量的大小和量纲，对衡量生物效应很有用。它是指分次数无穷多、分次剂量无穷小时产生相等生物效应所需的理论总剂量，因此它也是低剂量率单次照射所需的总剂量。在整个照射过程中，每一部分的 BED 可相加，得到总 BED。

$$BED = nd[1 + d/(\alpha/\beta)]$$

式中，n 为分次数，d 为分次剂量，nd 为总剂量 D，α/β 比值是临床应用公式、细胞存活曲线或等效分割公式中 α 参数和 β 参数之比，其比值可查表。

（杜世锁）

参 考 文 献

［1］ ICRU. Dose specification for reporting external beam therapy with photons and electrons. Report 29［R］. Bethesda：ICRU，1978.

［2］ ICRU. Prescribing, recording and reporting photon beam therapy. Report 50［R］. Bethesda：ICRU，1993.

［3］ ICRU. Prescribing, recording and reporting photon beam therapy（supplement to ICRU report 50）. Report 62［R］. Bethesda：ICRU，1999.

［4］ HODAPP N. The ICRU report 83：prescribing, recording and reporting photon-beam intensity-modulated radiation therapy（IMRT）［J］. Strahlenther Onkol，2012,188(1):97.

［5］ ZHOU J，SUN H，WANG Z，et al. Guidelines for the diagnosis and treatment of hepatocellular carcinoma（2019 Edition）［J］. Liver Cancer，2020,9(6):682 – 720.

［6］ ZENG Z C，SEONG J，YOON S M，et al. Consensus on stereotactic body radiation therapy for small-sized hepatocellular carcinoma at the 7th asia-pacific primary liver cancer expert meeting［J］. Liver Cancer，2017,6(4):264 – 274.

［7］ 中国医师协会放射肿瘤治疗医师分会，中华医学会放射肿瘤治疗学分会，中国抗癌协会肿瘤放射治疗专业委员会.中国原发性肝细胞癌放射治疗指南（2020 年版）［J］.临床肝胆病杂志，2021,37(5):1029 – 1033.

［8］ 中国医师协会肝癌专业委员会精确放疗学组，中国研究型医院学会放射肿瘤学专业委员会肝癌学组，中国研究型医院学会肿瘤放射生物与多模态诊疗专业委员会，等.原发性肝癌放射治疗专家共识（2020 年版）［J］.临床肝胆病杂志，2021,37(2):296 – 301.

［9］ 中华医学会放射肿瘤学分会，中国生物医学工程学会精确放疗分会肝癌学组与消化系统肿瘤专家委员会，中国研究型医院学会放射肿瘤学分会肝癌学组.2016 年原发性肝癌放疗共识［J］.中华放射肿瘤学杂志，2016,25(11):1141 – 1150.

［10］ WANG M H，JI Y，ZENG Z C，et al. Impact factors for microinvasion in patients with hepatocellular carcinoma：possible application to the definition of clinical tumor volume ［J］. Int J Radiat Oncol Biol Phys，2010,76(2):467 – 76.

［11］ STROOM J C，HEIJMEN B J. Geometrical uncertainties，radiotherapy planning margins，and the ICRU－62 report［J］. Radiother Oncol，2002,64(1):75 – 83.

［12］ KEALL P J，MAGERAS G S，BALTER J M，et al. The management of respiratory motion in radiation oncology report of AAPM Task Group 76［J］. Med Phys，2006,33(10):3874 – 3900.

［13］ CHEN B，HU Y，LIU J，et al. Respiratory motion of adrenal gland metastases：analyses using four-dimensional computed tomography images ［J］. Phys Med，2017,38:54 – 58.

［14］ 殷蔚伯，谷铣之.肿瘤放射治疗学［M］.3 版.北京：中国协和医科大学出版社，2002:335 – 341.

第二节 靶区勾画前的工作流程

放疗全流程中各环节之间环环相扣,靶区勾画前任何环节都将直接影响患者的靶区勾画质量和后续治疗。通常将原发性肝癌放疗靶区勾画前的基本流程分为以下几个部分。

一、放疗身份创建与信息采集

放疗医生对拟接受放疗的肝癌患者创建放疗身份识别号,该识别号通常又称为"放疗号",它是放疗全流程中患者身份识别使用的唯一号码。创建放疗号后,放疗医生需要准确采集患者的基本信息并录入放疗全流程管理系统中。基本信息应至少包含患者的一般资料(如姓名、性别、年龄、身份证号、家庭住址和联系电话等)、疾病资料(如肝癌分期、肿瘤部位、拟放疗部位等)。基于上述资料,由临床医生准确填写患者的 CT 模拟定位申请单,该申请单应至少包含是否增强扫描(血管注射造影剂和口服胃肠道造影剂)、CT 扫描层厚、CT 扫描范围、固定装置选择、呼吸运动管理等内容。

二、放疗前谈话和宣教

CT 模拟定位前由放疗主管医生与患者及其家属进行沟通谈话。谈话内容重点包括患者的疾病状态、放疗目的、可选择的放疗方式、放疗的预期预后、放疗的毒性和不良反应、其他可替代治疗方案等。

患者的宣教必不可少,宣教内容主要包括围放疗期的注意事项,如放疗体位固定方法和注意事项、呼吸运动管理手段和注意事项、CT 模拟定位的注意事项(如需将肠道纳入危及器官时,建议定位前口服肠道对比剂)。宣教可采取医患口头沟通、宣教展板、宣教视频等形式。

三、体位固定

患者体位固定的好坏直接决定后续放疗体位的重复性,选对和用好体位固定装置是精确放疗的前提。对于肝内肿瘤和癌栓,由于受腹部呼吸运动影响最为严重,可根据不同呼吸运动管理手段采用不同固定办法,如患者采用四维 CT(four-dimensional computed tomography,4DCT)结合腹部加压,则可以采用带有腹部加压装置的体部立体定向体架对患者进行固定;对于淋巴结转移,由于受呼吸运动影响小,可采用负压真空垫、热塑网膜、发泡胶等对患者进行固定;对于肺转移和肾上腺转移,同样根据不同呼吸运动管理手段采用不同固定办法。对于骨转移,要综合骨转移部位、是否有病理性骨折、疼痛评分等情况为患者选择合适的固定装置;对于脑转移,可选择热塑面罩对患者进行固定。

四、模拟定位图像采集

患者模拟定位图像采集主要在 CT 模拟定位机上完成,根据患者的 CT 模拟定位申请单要求(如扫描部位、扫描范围、扫描层厚以及是否需要 4DCT 扫描等)进行 CT 模拟定位参数设定;对于有增强 CT 模拟定位要求的患者,要提前准备好高压注射器,并设定相关参数。CT 模拟定位扫描图像的质量是靶区精确勾画的前提,尤其是小肝癌,由于其在 CT 上边界分辨程度有限,因此增强 CT 模拟定位扫描动脉相的准确抓取至关重要。对于能开展 MRI 和 PET/CT 模拟定位的单位,也要严格遵循相应的模拟定位操作规范,以获取高质量的定位影像。

(杜世锁)

第三节　呼吸运动管理

呼吸运动是精确放疗技术的制约因素,对于肝癌放疗而言,肝内肿瘤、肺内转移瘤以及肾上腺转移瘤等往往需要进行呼吸运动管理。ITV 主要是指由于放疗期间肿瘤在呼吸运动过程中发生位置、形状以及尺寸上的变化范围。如果 ITV 外放不合理,将导致肿瘤的处方剂量覆盖不足或正常组织的过多照射。合理的呼吸运动管理更多强调的是综合性和可及性,任何单一的呼吸运动管理技术均有其局限性,放疗医生应视患者具体情况和放疗单位条件为患者选择合适的呼吸运动管理手段。目前临床上常用的呼吸运动管理技术主要包括 4DCT 结合腹部加压技术、屏气技术、呼吸门控技术以及追踪技术等。4DCT 结合腹部加压技术易于实践,本节将着重阐述。

一、肝内肿瘤的呼吸运动管理

(一) 4DCT 结合腹部加压技术

腹部加压技术(简称压腹)的最终目标是使患者由自由呼吸状态转变为强迫浅呼吸状态,从而减少肝内肿瘤的呼吸运动幅度[1, 2]。该技术较其他呼吸管理技术相对原始,目前仍存在诸多的局限性和不确定性,但简便易行,时间成本低,易于普及。复旦大学附属中山医院对应用螺旋断层放疗系统结合压腹实施 SBRT 的 101 例小肝癌患者的预后进行了报道,3 年的局部控制率达到 89%[3]。

1. 压腹禁忌证　　主要包括:①术后腹壁伤口未愈合。②腹水。腹水会影响压腹的重复性,还会受压流(渗)入胸腔[4]。③造瘘。腹壁造瘘的患者不宜压腹,腹内压力急剧增加可能使腹内容物从造瘘口脱出。④正在使用腹腔引流管引流的患者。⑤疝气。伴有脐疝或腹股沟疝的患者不推荐压腹,压腹可能加剧疝气的发展。⑥肝内肿瘤靠近胃肠道时(图2-1),压腹前要权衡利弊,虽然压腹可以减少肝内肿瘤的呼吸运动幅度,但胃肠道可能因为压腹而紧贴肿瘤,不利于放疗计划设计,并可能进一步增加胃肠道放疗的不良反应。

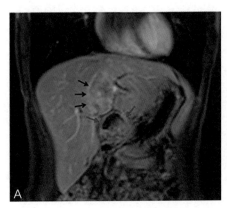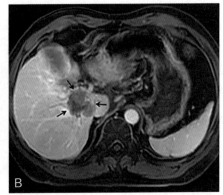

图2-1　胃肠道毗邻肝内肿瘤

A.肝门区肿瘤(黑色箭头所示),足侧毗邻十二指肠(红色箭头所示);B.肝尾状叶区肿瘤(黑色箭头所示),腹侧毗邻胃肠(红色箭头所示)。

上述禁忌证根据日常工作总结而成,当然还有其他不宜压腹的情况。禁忌证究竟属于绝对禁忌证还是相对禁忌证,临床上应视具体情况而定。

2. 4DCT 结合压腹实施流程

(1)读片和沟通:读片旨在放疗临床医生和技术员之间的沟通,定位前充分分析和讨论肝内肿瘤的部位、状态以及压腹的禁忌证,同时权衡患者接受压腹的利弊。这一步在临床上往往被忽视。

(2)宣教:压腹患者的宣教往往容易被诸多放疗单位忽视,而这一步极其关键。未接受宣教的患者可能过多关注的是压腹引起的不适,而非压腹对疗效的帮助,患者易出现明显的紧张、焦虑,因此压腹的效果差强人意。宣教内容需要覆盖以下几点:①患者定位前必须空腹。②告知患者肝脏运动幅度过大可能影响放疗疗效,需要患者配合。③压腹可能引起患者临时的不适。海因策林(Heinzerling)等报道,腹部压力在一定范围内越高,肝脏运动的限制效果越好[5],理论上疗效可能更好。④患者要知晓整个定位过程和放疗过程的耗时,对压腹的耐受度要有心理预期。⑤患者需要尽量保持呼吸规律,以胸式呼吸为主,切忌定位和治疗期间刻意屏气。

(3)体位固定和压腹:不同的腹部加压工具相配套的体位固定装置不相同,压腹前放疗临床医生和技术员先找出患者的剑突和两侧肋弓,为了防止压腹时压到剑突或肋弓,且临床上为了取得较好的压腹效果,通常将腹压板或腹压袋置于剑突下 1～2 cm 处[6]。也可将剑突和两侧肋弓在患者体表描出,以帮助腹压板或腹压袋的合理放置。在此期间还要注意某些高电子密度的腹压板对射线到达靶区路径上的遮挡问题,尤其是肝尾状叶区域肿瘤以及肝内肿瘤伴肝门区或后腹膜区转移淋巴结同时照射的压腹患者。有条件的单位,放疗医生和技术员可先在 X 线模拟机下对患者进行体位固定和压腹,通过 X 线透视观察膈肌的活动度,调整压腹的部位和压力以达到理想的呼吸控制效果。日本学者 Lovelock 等[7]报道的气袋压腹装置,可以将绝大部分肝内肿瘤周围植入的金属标志物(金标)或术后银夹在头脚方向上的活动度控制在 5 mm 以内。荷兰学者文德林克(Wunderink)等[8]报道的腹压板装置也可以将肝内肿瘤周围植入的金标运动幅度(头脚方向)控制在 5 mm 以内。复旦大学附属中山医院放疗科研制的热塑网膜结合气囊装置(专利已授权)同样可以起到非常好的肝脏呼吸控制效果。

(4)呼吸信号的采集:理想的腹部加压往往使患者出现明显的胸式呼吸。对于男性患者,腹式呼吸明显减少,胸式呼吸明显增加。目前临床上用于患者呼吸信号采集的系统主要是实时位置管理(real-time position management,RPM)系统和 ANZAI belt 系统。放疗定位中使用的某些腹压桥架,可能在一定程度上遮挡 RPM 系统红外摄像机呼吸信号的采集,无法完成完整呼吸波形的采集,造成 4DCT 图像的失真和伪影的加重。患者的呼吸波形关乎 4DCT 影像的质量,腹部加压有效时,患者往往会由自由呼吸状态转变为强迫浅呼吸状态,呼吸频率有所加快。满意的呼吸波形信号采集如图 2 - 2 所示。

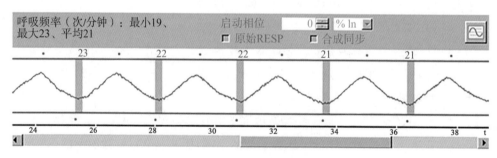

图 2 - 2　规律的呼吸波形

　　一例肝癌患者经过宣教、呼吸训练并实施压腹后,呼吸幅度和频率非常规律,平均呼吸频率为 21 次/分钟。

(5)三维增强 CT 扫描和 4DCT 扫描:CT 扫描前,患者需服用造影剂。复旦大学附属中山医院经验是,10 mL 泛影葡胺＋200～250 mL 温水后饮用,饮用后 15 分钟左右进行 CT 扫描。4DCT 图像采集扫描可分为前瞻性扫描和回顾性扫描。根据患者呼吸周期特征优化 4DCT 扫描参数。对运动器官进行 CT 扫描,运动伪影本身就很难完全避免。4DCT 成像失真,如图 2-3 所示,会影响靶区勾画。患者呼吸不规律或呼吸周期较长(重建时需要插入附加同步)是 4DCT 成像失真的重要原因。临床上 4DCT 的图像清晰度劣于 3DCT 的图像,未增强的 4DCT 图像很难准确勾画出肝肿瘤的轮廓,尤其是没有碘油沉积的小肝癌。碘油沉积较好或肝肿瘤周围有其他标志物的患者,可先行 4DCT 平扫,扫描后立即重建吸气末和呼气末两个时相的 CT 图像,然后在工作站初步观察碘油或其他标志物的活动度。在保证其运动幅度满足临床需求时,再进行增强 3DCT 扫描,增强 3DCT 扫描层厚为 3 mm。

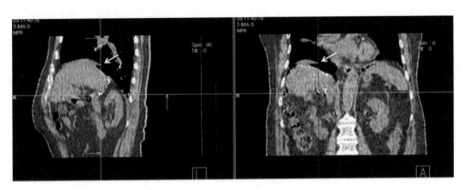

图 2-3　4DCT 成像失真

一例肝癌患者压腹后的 4DCT 图像,膈顶成像出现缺失和断层伪影(白色箭头所示)。

(6) 呼吸运动幅度的测量以及 ITV 外放:由于增强 4DCT 图像扫描困难,对于未接受介入治疗的肝内病灶在 4DCT 平扫影像上很难显示。放疗临床医生经验性的做法是利用膈肌的活动度替代肝内肿瘤的动度,这一做法可能会使 ITV 外放范围偏大;对于肝内病灶已接受介入治疗的患者,可以利用肝内碘油的运动幅度计算 ITV 外放范围,也可利用肿瘤周围的其他天然标志物或植入性标志物指导 ITV 外放。四维 MRI 在肝内肿瘤定位中优势明显,无须四维增强扫描,在四维 T_2 加权图像上可清晰显示肝内肿瘤,便于肝内肿瘤 ITV 的生成和放疗中的实时监控。对于四维影像上肝内清晰可见的肿瘤,放疗医生通常需要勾画全时相的肿瘤轮廓来生成 ITV,但该方法费时、费力,效率低;有学者建议采用吸气末和呼气末两个极端时相图像替代全时相图像上肿瘤轮廓的勾画[9];也有学者尝试使用最大和最小密度投影(maximum intensity projection/minimum intensity projection,MIP/MinIP)方法快速生成 ITV[10],也可采用图像形变配准技术来确定 ITV[11,12]。

压腹存在的不确定性还在于患者呼吸控制在分次间和分次内的稳定性。2017 年日本熊本大学医院报道了肝癌放疗患者压腹的有效性和稳定性[13]。该研究纳入 10 例肝癌 SBRT 患者。这些患者均植入 1~2 枚直径 2 mm 的金标来计算肝肿瘤的运动幅度,患者在计划模拟、SBRT 前以及 SBRT 后分别接受 4D-CBCT（四维锥形束 CT）的扫描。通过分析发现，压腹可以将肝肿瘤的运动幅度控制在 5 mm 左右，并保持稳定；计划模拟时和 SBRT 之前肝脏肿瘤头脚方向上的平均运动幅度分别为 5.3 mm 和 4.5 mm；分次间肝脏肿瘤头脚方向的运动幅度变化＞3 mm 的概率为 10%，分次内仅为 2%。该研究是单中心的小样本报道，还需后续大样本数据予以证实。

（二）屏气技术

随着直线加速器的不断更新换代，深吸气屏气技术（deep inhale breath hold，DIBH）应用也越来越广，深吸气屏气技术和光学表面监测系统的联合应用是目前的研究热点之一。深吸气屏气技术是指放疗患者"深吸气-深呼气-第 2 次深吸气-屏气"后进行模拟定位扫描、放疗前验证以及分次治疗。自由呼吸状态快速 CT 模拟扫描可能抓取的是呼气末或吸气末极端时相 CT 影像，不利于后续计划设计和后续治疗。深吸气屏气技术则可以在一定程度上减少 CT 扫描时的运动伪影，以及模拟定位和治疗前验证影像配准呼吸时相不一致的问题。随着容积旋转调强放疗（volumetric modulated arc therapy，VMAT）和无均整器（flattening filter free，FFF）放疗技术等快速治疗模式在临床上的使用，深吸气屏气技术的应用则更为广泛[14]。当然，根据临床需求不同，也有单位尝试呼气末屏气技术，目的是将膈肌上抬，使贴近肠道的肝内肿瘤能与肠道间增加一些间隙，减少肠道的不良反应。该技术属于屏气技术范畴，但不属于深吸气屏气技术。主动呼吸控制（active breathing control，ABC）[15]可以实现深吸气屏气技术，它是通过特定的装置，实现在预设的特定呼吸时相，使患者处于呼吸静止状态，在该状态时对患者进行 CT 定位和分次照射。该装置可以监测患者吸入气体的流量，在操控的计算机终端预设吸入气体的体积。当患者吸入气体达到阈值时，该装置的球囊阀门自动关闭，阻断气道，强制患者处于屏气状态。

ABC 技术目前在临床上使用的主要问题是患者的配合度、耐受度以及时间成本，在 CT 模拟定位和分次放疗期间均需要患者高度的配合和耐受，耗费时间长、花费精力大。对于配合度不足和肺功能不佳的患者，该技术实施难度较大。实施该技术前的评估和宣教同样必不可少，评估内容主要是患者的屏气能力和配合程度，宣教内容包括使用 ABC 的目的和 ABC 的简要工作原理等。ABC 在临床上使用还需要考虑患者吸气前肺内残余气体的基线水平，以进一步提高分次间肿瘤位置重复的可靠性。

（三）呼吸门控技术

呼吸门控技术（gating technique）是指在分次放疗过程中，采用呼吸信号采集装置对患者进行呼吸信号的实时采集，在预设的特定呼吸时相范围内触发直线加速器射线打开并对肿瘤进行照射，其他时相上射线处于关闭状态。呼吸门控技术时间成本较高，该技术实施的前提是患者的呼吸要保持规律,呼吸状态(CT模拟定位和分次间以及分次内治疗的呼吸幅度)尽量保持一致,需要患者进行呼吸训练和配合。

需要强调的是,4DCT扫描的呼吸信号采集装置要与治疗时呼吸门控的采集装置型号保持一致。如4DCT扫描使用的是ANZAI belt系统采集的呼吸信号,加速器门控装置采集呼吸信号的装置也应是ANZAI belt系统,而不可替换为RPM系统。Liu等[16]近年比较了两种呼吸信号采集装置对呼吸信号采集的差异。研究者将两种呼吸采集装置同时放置同一患者体表,同时按下两种采集装置的开始键进行呼吸信号采集,结果两种装置采集到的呼吸信号存在明显偏差,患者全肺体积相差±4%,膈肌位置偏差范围在$-5\sim+4\,mm$。

(四) 实时追踪技术

实时追踪技术(real time tracking,RTT)是指在放疗过程中直线加速器的射线束随着患者的呼吸运动而实时动态调整,射线束实时追随呼吸运动的靶区。最具代表性的追踪技术是射波刀的实时追踪技术,治疗过程中机械臂随着患者的呼吸运动进行同步运动,通常追踪的目标是肝内肿瘤附近植入的金标。在国内,由于诸多原因,金标植入开展率相对不足。金标植入位置要尽量靠近肿瘤[17],但不能直接植入肿瘤内。实时MRI引导放疗系统也可实现肝内肿瘤的实时追踪放疗。Calypso4D电磁追踪系统目前有单位在应用,但可行性和可靠性还需进一步明确。

二、肝外肿瘤的呼吸运动管理

(一) 肝癌肺转移

肺转移是肝癌最常见的转移方式。肺转移瘤受呼吸运动影响极大,尤其是下肺近膈肌病灶。对于肺转移病灶,压腹可以使得膈肌附近的病灶运动幅度减少,但对于肺上叶或中叶病灶未必有效[18,19]。对于肺功能好的患者,可以考虑屏气技术。有条件的单位也可使用呼吸门控技术和实时追踪技术。

(二) 肝癌肾上腺转移

肝癌发生肾上腺转移较为常见,且肾上腺转移瘤的局部治疗目前仍以放疗为主。复旦大学附属中山医院放疗科证实肾上腺转移瘤易受呼吸运动的影响,通过4DCT扫描图像重建后计算分析发现,其平均运动幅度>5 mm[20]。因此,对于肾上腺转移瘤,建议放疗前行4DCT扫描,并在靶区设计时增加ITV。

(胡　永)

参 考 文 献

［1］ KEALL P J，MAGERAS G S，BALTER J M，et al. The management of respiratory motion in radiation oncology report of AAPM Task Group 76［J］. Med Phys，2006，33(10):3874 - 3900.

［2］ HU Y，ZHOU Y K，CHEN Y X，et al. Clinical benefits of new immobilization system for hypofractionated radiotherapy of intrahepatic hepatocellular carcinoma by helical tomotherapy ［J］. Med Dosim，2017，42(1):37 - 41.

［3］ CHEN Y X，ZHUANG Y，YANG P，et al. Helical IMRT-based stereotactic body radiation therapy using an abdominal compression technique and modified fractionation regimen for small hepatocellular carcinoma ［J］. Technol Cancer Res Treat，2020，19:1533033820937002.

［4］ DOHMEN K，TANAKA H，HARUNO M，et al. Hepatic hydrothorax occurring rapidly after manual abdominal compression ［J］. World J Gastroenterol，2007，13(46):6284 - 6285.

［5］ HEINZERLING J H，ANDERSON J F，PAPIEZ L，et al. Four-dimensional computed tomography scan analysis of tumor and organ motion at varying levels of abdominal compression during stereotactic treatment of lung and liver ［J］. Int J Radiat Oncol Biol Phys，2008，70(5):1571 - 1578.

［6］ HU Y，ZHOU Y K，CHEN Y X，et al. 4D-CT scans reveal reduced magnitude of respiratory liver motion achieved by different abdominal compression plate positions in patients with intrahepatic tumors undergoing helical tomotherapy ［J］. Med Phys，2016，43(7):4335.

［7］ LOVELOCK D M，ZATCKY J，GOODMAN K，et al. The effectiveness of a pneumatic compression belt in reducing respiratory motion of abdominal tumors in patients undergoing stereotactic body radiotherapy ［J］. Technol Cancer Res Treat，2014，13(3):259 - 267.

［8］ WUNDERINK W，MÉND ROMERO A M，DE KRUIJF W，et al. Reduction of respiratory liver tumor motion by abdominal compression in stereotactic body frame，analyzed by tracking fiducial markers implanted in liver ［J］. Int J Radiat Oncol Biol Phys，2008，71(3):907 - 915.

［9］ XI M，LIU M Z，ZHANG L，et al. How many sets of 4DCT images are sufficient to determine internal target volume for liver radiotherapy? ［J］. Radiother Oncol，2009，92(2):255 - 259.

［10］ LIU J，WANG J Z，ZHAO J D，et al. Use of combined maximum and minimum intensity projections to determine internal target volume in 4-dimensional CT scans for hepatic malignancies ［J］. Radiat Oncol，2012，7:11.

［11］ 黄付静，马长升，王若峥，等. 4DCT 与 MR 图像形变配准确定原发性肝癌放疗靶区的应用研究 ［J］. 中华放射肿瘤学杂志，2017，26(5):555 - 559.

［12］ XU H，GONG G，WEI H，et al. Feasibility and potential benefits of defining the internal gross tumor volume of hepatocellular carcinoma using contrast-enhanced 4D CT images obtained by deformable registration ［J］. Radiat Oncol，2014，9:221.

［13］ SHIMOHIGASHI Y，TOYA R，SAITO T，et al. Tumor motion changes in stereotactic body radiotherapy for liver tumors:an evaluation based on four-dimensional cone-beam computed tomography and fiducial markers ［J］. Radiat Oncol，2017，12(1):61.

［14］ BODA-HEGGEMANN J，KNOPF A C，SIMEONOVA-CHERGOU A，et al. Deep inspiration breath hold-based radiation therapy: a clinical review [J]. Int J Radiat Oncol Biol Phys, 2016, 94(3):478 – 492.

[15] ZENG Z C, SEONG J, YOON S M, et al. Consensus on stereotactic body radiation therapy for small-sized hepatocellular carcinoma at the 7th asia-pacific primary liver cancer expert meeting [J]. Liver Cancer, 2017,6(4):264 – 274.

[16] LIU J, LIN T, FAN J, et al. Evaluation of the combined use of two different respiratory monitoring systems for 4DCT simulation and gated treatment [J]. J Appl Clin Med Phys, 2018,19(5):666 – 675.

[17] SEPPENWOOLDE Y, WUNDERINK W, WUNDERINK-van VEEN S R, et al. Treatment precision of image-guided liver SBRT using implanted fiducial markers depends on marker-tumour distance [J]. Phys Med Biol, 2011,56(17):5445 – 5468.

[18] JAVADI S, ECKSTEIN J, ULIZIO V, et al. Evaluation of the use of abdominal compression of the lung in stereotactic radiation therapy [J]. Med Dosim, 2019,44(4):365 – 369.

[19] BOUILHOL G, AYADI M, RIT S, et al. Is abdominal compression useful in lung stereotactic body radiation therapy? A 4DCT and dosimetric lobe-dependent study [J]. Phys Med, 2013,29 (4):333 – 340.

[20] CHEN B, HU Y, LIU J, et al. Respiratory motion of adrenal gland metastases: Analyses using four-dimensional computed tomography images [J]. Phys Med, 2017,38:54 – 58.

第四节　图像融合技术在肝癌靶区勾画中的应用价值

一、原发性肝癌图像融合技术

(一) CT 与 MRI 图像融合

(1) 肝癌融合所使用的 MRI 图像一般选择显像较为清晰的增强 T_1 或者 T_2 相[1,2]。目标图像为 CT,浮动图像为 MRI,两者融合配准时可采用刚性配准和形变配准。在刚性配准中,可执行的变换参数共有 6 个(3 个用于图像平移,另 3 个用于图像旋转)。刚性配准后浮动图像的形状、大小保持不变。形变配准执行非线性几何变换,整个图像被切割为很多像素,每个像素都有很大自由度,浮动图像整体结构可以弯曲变形,以尽可能达到与目标图像相似的目的[3]。

(2) 在肝癌中,如果两个待融合图像的扫描状态比较一致,如患者采用相同摆位或者均为自由呼吸状态,刚性配准可以获得较好的融合效果;当肝癌的两个模态图像扫描之间的大小、形状或结构方向不同,尤其是目标 CT 施加腹压板,导致肝脏随呼吸产生的运动和变形明显减小,而浮动 MRI 图像采用自由呼吸时,则刚性配准的融合效果受限,建议此类情况采用形变配准获得融合图像[4]。不管形变配准采用哪种空间变换算法,当配准两个腹部图像时,胃的充盈状态、胃肠造影或者手术前后放置金属夹等,会引起器官结构在两幅图像之间的差异。完全匹配可能是一个过度约束，反而会影响形变配准的准确性，这是形变配准存在的限制和挑战[5]。刚性配准因其计算成本低且验证简单，用户可以直观在配准重要区域和不确定度之间取得平衡，目前在临床工作中仍然被广泛使用[5-7]。

（3）肝癌图像融合准确性的评价指标较多，如肝静脉和门静脉系统的血管分叉点、植入地标点、肝脏局部轮廓边缘、甘油沉积灶等标记点或结构的空间距离[4,8-12]；TG-132报告给出了空间量化参数，如解剖点的平均残差、相似性系数、一致性平均距离、一致性等[5]。

（4）采用刚性配准的肝癌CT和MRI图像融合，两者应在同一呼吸时相，并保持同一体位状态下采集[9]。融合精度评价指标可参考如下数据：两幅图像上的骨性标记点距离为2.7±0.8 mm、肝脏交叠度为85.9%±4.1%[9]。使用血管分割方法进行形变配准，配准精度可参考如下数据：血管分叉点残差距离平均1.6 mm（1.3～1.9 mm）、解剖标记点平均1.5 mm（1.1～2.4 mm）[4]。肝脏图像的CT和MRI形变配准，在肝脏头脚方向标记点的误差明显（3.20～5.36 mm）[11]。

（5）目标CT与浮动MRI图像融合配准流程：CT和MRI图像配准时，应选择合适的软组织窗宽、窗位，以得到清晰的组织对比度[5]。

1）刚性配准：可以手动、半自动、完全自动；自动配准后也可以手动调整[5]。一般流程如下：首先手动调整肝脏在横断面左右方向、冠状面头脚方向、矢状面前后方向的位置，使两幅配准图像中的肝脏在空间位置中粗略配准对齐。由于CT和MRI图像扫描时间不一致，腹部胃肠结构可能因生理变化而改变，刚性配准不需要配准所有的解剖结构。为了达到良好的配准结果，建议根据肿瘤的体积、部位选择肝脏的配准感兴趣区域：肝内单个小体积病灶，感兴趣区域在3个切面上选择病灶区域，尽量包括邻近病灶可清晰分辨的血管分叉点；肝内多发病灶或者占据半肝体积的单个病灶，感兴趣区域的选择在3个切面上包括整个肝的轮廓。执行刚性配准后，利用分裂和棋盘格技术[13]评估目标CT与浮动MRI图像感兴趣区病灶周围邻近特征（比如肝静脉系统、门静脉系统、植入地标点、肝脏局部轮廓边缘、甘油沉积灶等）的匹配程度，在3个切面上局部逐层分格融合图像，查找融合误差较大的特征点位置。通过调整浮动图像，使MRI图像特征点位置靠拢目标CT图像相应特征点，获得肝癌病灶范围符合临床靶区勾画需求可接受的匹配程度。

2）形变配准：首先手动调整肝脏在横断面左右方向、冠状面头脚方向、矢状面前后方向的位置，将配准所用两幅图像在空间位置中达到粗配准对齐，执行刚性粗配准，再执行自动形变配准[14]，然后利用分裂和棋盘格技术[13]评估肝癌病灶的融合效果。注意，形变配准后无法再执行手动微调。

(二) CT 与 PET/CT 图像融合

(1) PET/CT 图像实现了 PET 功能显像与 CT 解剖显像的同机图像融合,PET 功能显像可反映器官及病灶的生理代谢情况,但图像质量较差,分辨率不能满足与目标 CT 直接融合的临床需求;临床上一般将目标 CT 与 PET/CT 中 CT 解剖显像进行配准,配准信息直接加载到 PET 图像中,获得目标 CT 与 PET 功能显像的融合图像[15]。PET/CT 常用于辅助勾画肝癌腹膜后淋巴结引流区[16]。

(2) 目标 CT 和浮动解剖显像 CT 配准时,调整两组图像至合适的窗宽、窗位;在横断面、冠状面、矢状面上对病灶区邻近的脊柱进行手动平移和旋转,达到椎体的粗配准对齐;参考腹膜后淋巴结转移的范围,配准感兴趣区选择淋巴结、椎体及大血管等结构区域,以骨性为配准特征使用刚性配准[6];利用分裂和棋盘格技术观察淋巴结邻近大血管及椎体前缘的配准程度,进行微调以获得精细的融合效果。将 CT 间的配准信息直接加载到 PET 图像上,再利用棋盘格技术对配准的计划 PET/CT 图像进行评估,获得符合临床淋巴结勾画需求的计划 PET/CT 参考融合图像。

二、原发性肝癌病例融合示例

1. 肝癌病灶位于右后叶上段区域　CT/MRI 刚性配准及形变配准见图 2-4、图 2-5。

2. 肝癌病灶位于右叶、膈顶区域　CT/MRI 刚性配准及形变配准见图 2-6、图 2-7。

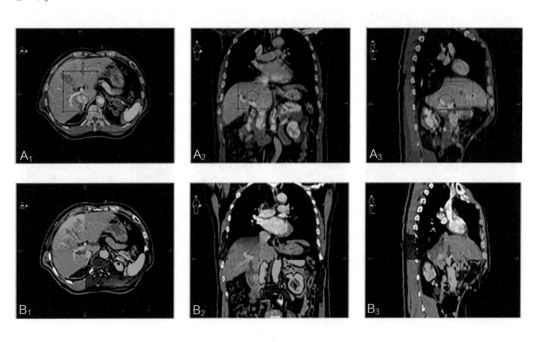

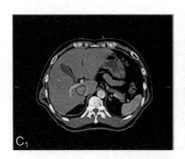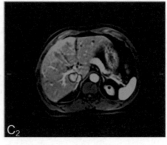

图2-4 肝癌病灶位于右后叶上段区域的CT/MRI刚性配准

目标CT图像(白色灰度)、浮动MRI图像(绿色灰度)。A组.配准感兴趣区域包括病灶层面周围门静脉右支及椎体前缘;B组.3个切面利用棋盘格技术显示融合图像,观察分裂格边上目标CT和浮动MRI图像相同位置血管分叉点的匹配情况(红色箭头所示);C组.CT/MRI融合图像,在MRI图像上勾画靶区,靶区轮廓自动映射至目标CT图像中。

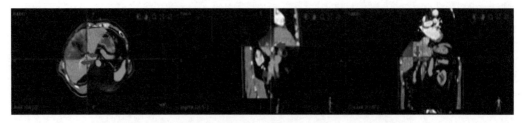

图2-5 肝癌病灶位于右后叶上段区域的CT/MRI形变配准

目标CT图像(白色灰度)、浮动MRI图像(绿色灰度)。调整两个图像至最佳灰度,利用棋盘格技术在3个切面上观察病灶邻近区域门静脉右支血管及肝脏轮廓的匹配程度。

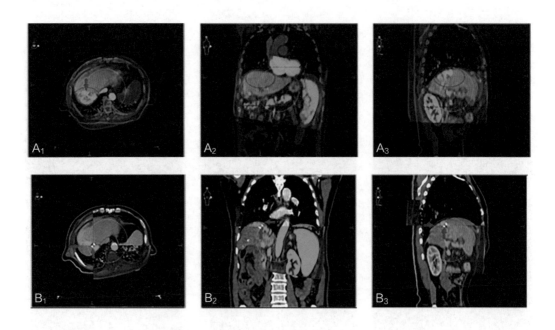

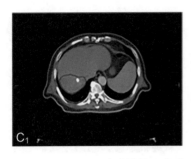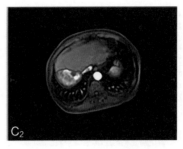

图 2-6　肝癌病灶位于右叶、膈顶区域的 CT/MRI 刚性配准

目标CT图像（白色灰度）、浮动MRI图像（绿色灰度）。A组.病灶区域为右肝后叶靠近膈顶,病灶体积较大,配准感兴趣区域选定整个肝脏轮廓,上界包括膈顶;B组.病灶区域内有碘油沉积,利用棋盘格技术在3个切面上对融合图像病灶区域碘油灶进行分格显示,观察浮动MRI上在分裂格边缘碘油灶边界与目标CT碘油灶边界匹配情况,以及两个图像膈顶区域肝脏轮廓的匹配情况（红色箭头所示）;C组.CT/MRI融合图像,在MRI图像勾画靶区,靶区轮廓自动映射至目标CT图像中。

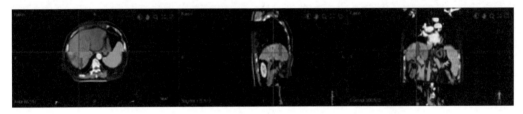

图 2-7　肝癌病灶位于右叶、膈顶区域的 CT/MRI 形变配准

目标CT图像（白色灰度）、MRI图像（绿色灰度）。调整两个图像的最佳灰度,利用棋盘格技术观察融合图像3个切面上膈顶肝脏轮廓边缘及病灶区域碘油灶的匹配程度。

3. 肝癌病灶位于肝脏裂、沟区域　CT/MRI 刚性配准及形变配准见图 2-8、图 2-9。

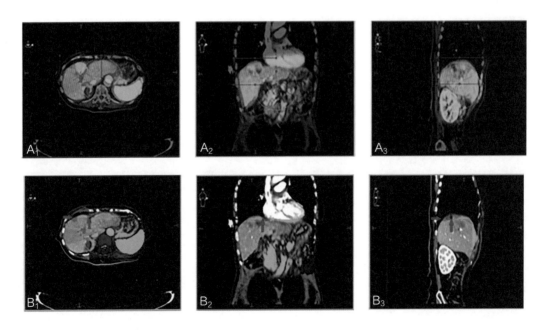

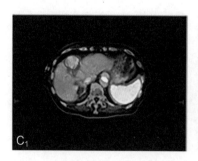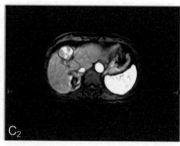

图2-8　肝癌病灶位于肝脏裂、沟区域的CT/MRI刚性配准

　　目标CT图像(白色灰度)、浮动MRI图像(绿色灰度)。A组.选定病灶区域肝结构及邻近的肝脏裂、沟作为配准感兴趣区域;B组.病灶区域靠近肝脏裂、沟结构,在3个切面上对融合图像病灶区域进行分格显示,匹配浮动MRI上肝脏裂、沟以及肝脏轮廓与目标CT相同结构(红色箭头所示);C组.CT/MRI融合图像,在MRI图像勾画靶区,靶区轮廓自动映射至目标CT图像中。

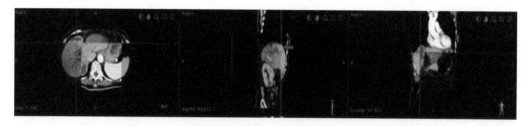

图2-9　肝癌病灶位于肝脏裂、沟区域的CT/MRI形变配准

　　目标CT图像(白色灰度)、浮动MRI图像(绿色灰度)。调整两个图像的最佳灰度,利用棋盘格技术评价肝脏裂、沟及外轮廓的匹配程度。

　　4. 肝癌腹膜后淋巴结转移区域　CT/PET刚性配准见图2-10。

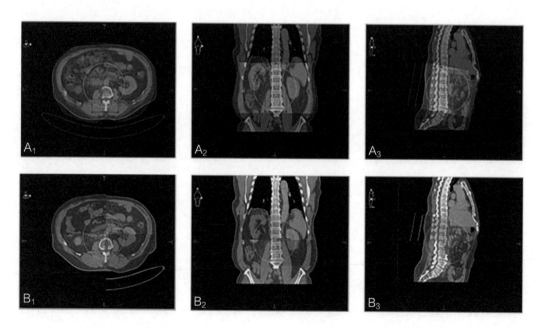

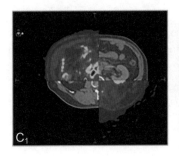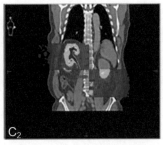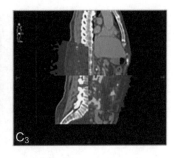

图2-10 肝癌腹膜后淋巴结转移区域的CT/PET刚性配准

目标CT图像(白色灰度)、浮动CT解剖显像(绿色灰度)、浮动PET(spectrum显示)。A组.选定椎体、大血管及病灶区域肌肉组织作为配准感兴趣区域,手动调整使淋巴结腰椎区域脊椎的粗配准对齐;B组.根据病灶邻近区域腹主动脉及椎体边缘匹配情况进行微调;C组.CT间配准状态信息直接加载PET功能显像上获得计划CT/PET融合图像,利用棋盘格技术观察融合后CT/PET图像在分裂格边缘处椎体前缘的匹配程度(红色箭头所示)。

（张建英）

参 考 文 献

［1］ ITO K，CHOJI T，NAKADA T，et al. Multislice dynamic MRI of hepatic tumors［J］. J Comput Assist Tomogr，1993,17(3):390-396.

［2］ ZECH C J，HERRMANN K A，REISER M F，et al. MR imaging in patients with suspected liver metastases:value of liver-specific contrast agent Gd-EOB-DTPA［J］. Magn Reson Med Sci，2007,6(1):43-52.

［3］ CZAJKOWSKI P，PIOTROWSKI T. Registration methods in radiotherapy［J］. Rep Pract Oncol Radiother，2019,24(1):28-34.

［4］ VÁZQUEZ OSORIO E M，HOOGEMAN M S，MÉNDEZ ROMERO A，et al. Accurate CT/MR vessel-guided nonrigid registration of largely deformed livers［J］. Men Phys，2012,39(5):2463-2477.

［5］ BROCK K K，MUTIC S，MCNUTT T R，et al. Use of image registration and fusion algorithms and techniques in radiotherapy:report of the AAPM radiation therapy committee task group No.132［J］. Med Physics (Lancaster)，2017,44(7):e43-e76.

［6］ ALAM F，RAHMAN S U，KHUSRO S，et al. Evaluation of medical image registration techniques based on nature and domain of the transformation［J］. J Med Imaging Radiat Sci，2016,47(2):178-193.

［7］ YUEN J，BARBER J，RALSTON A，et al. An international survey on the clinical use of rigid and deformable image registration in radiotherapy［J］. J Appl Clin Med Phys，2020,21(10):10-24.

［8］ 周庆祥,王建廷,翟福山.肝癌图像引导放疗研究进展［J］.肿瘤研究与临床,2016,28(2):140-144.

［9］ 任志刚,胡伟刚,陈颢,等.CT与MRI图像融合技术确定原发性肝癌三维适形放疗靶区应用研

究[J].中华放射肿瘤学杂志,2009,18(1):11-14.

[10] YANG D S, YOON W S, LEE J A, et al. The effectiveness of gadolinium MRI to improve target delineation for radiotherapy in hepatocellular carcinoma: a comparative study of rigid image registration techniques [J]. Phys Med, 2014,30(6):676-681.

[11] SPAHR N, THODUKA S, ABOLMAALI N, et al. Multimodal image registration for liver radioembolization planning and patient assessment [J]. Int J Comput Ass Rad, 2019,14(2): 215-225.

[12] VORONEY J, BROCK K K, ECCLES C, et al. Prospective comparison of computed tomography and magnetic resonance imaging for liver cancer delineation using deformable image registration [J]. Int J Radiat Oncol Biol Phys, 2006,66(3):780-791.

[13] CZAJKOWSKI P, PIOTROWSKI T. Registration methods in radiotherapy [J]. Rep Pract Oncol Radiother, 2019,24(1):28-34.

[14] BAI S, WU Y, YAN Y, et al. Evaluation of the efficacy and toxicity of radiotherapy for type Ⅲ-Ⅳ portal vein tumor thrombi [J]. Technol Cancer Res Treat, 2021,20:1533033821995286.

[15] KAI Y, ARIMURA H, TOYA R, et al. Comparison of rigid and deformable image registration for nasopharyngeal carcinoma radiotherapy planning with diagnostic position PET/CT [J]. Jpn J Radiol, 2020,38(3):256-264.

[16] SPECHT L, BERTHELSEN A K. PET/CT in radiation therapy planning [J]. Semin Nucl Med 2018,48(1):67-75.

第五节　肝癌放疗图像配准

在放疗过程中,由于摆位误差和呼吸运动的影响,肝脏肿瘤的照射位置存在偏差,导致靶区实际剂量不准确。因此,获得精确的肿瘤影像位置在放疗中显得尤为重要。图像引导放疗(image-guided radiotherapy, IGRT),即利用各种先进影像设备在患者治疗前、治疗中,对肿瘤及正常器官进行实时监测和位置校正。IGRT具有较高的空间和组织分辨率,可通过对患者肿瘤部位的精确定位进行针对性精确治疗,提高肿瘤患者治疗效果[1]。

一、外放疗常用图像引导技术

常用的图像引导技术有千伏透视系统、电子射野影像系统(electronic portal imaging device, EPID)、千伏级锥形束CT(kilovoltage cone beam computed tomography, kV-CBCT)及兆伏级CT(megavoltage computed tomography, MVCT)[2]。

千伏透视系统由于其能量较低,此类透视装置多应用于实时追踪监测标志物,图像一般只能显示骨性标志,对于肝脏肿瘤需要在其周围植入金标来显影和实时追踪。

EPID是治疗靶产生的兆伏级X线,通过正交角度,拍摄两张平片,显示位移状态。配准时一般采用骨性标志匹配;无法进行软组织匹配,因其影像模糊、对比度较低,对医生的肉眼分辨能力有很大的依赖性,没有办法进行自动比对,满足不了对放疗日益提高的精确性的要求,因而在肝癌放疗中较少使用。

kV‐CBCT 是利用千伏级锥型束 X 线,围绕被扫描的物体做旋转、环形数字式扫描,获得的图像数据在计算机中通过数学算法进行重建,得到三维图像。可以对患者的肿瘤靶区和正常器官进行实时三维监测。治疗前采集图像信息,通过 X 线容积影像(X-ray volume imaging,XVI)系统与 CT 扫描的参考图像进行匹配,计算出三维方向上的误差,再进行调节。

MVCT 是利用兆伏级扇形束 X 线,经螺旋扫描而重建的三维 CT 图像[3],能够在线校正患者摆位误差,及时观察放疗过程中由于肿瘤、危及器官或体重减轻引起的解剖位置和结构的变化。

二、肝癌外放疗图像引导实施过程

放疗床一般只能校正三维平移方向上肿瘤的位置,旋转方向上的误差难以纠正。螺旋断层放疗系统可以纠正机架旋转平面内的转动(roll)误差,但头脚方向的倾斜(pitch)、水平面上头脚方向的摆动(yaw)不能调整,只能通过另外 4 个维度来纠正和补偿。六维床的使用可以满足 6 个维度摆位误差的纠正,但每个维度纠正幅度均有限值。因此,对于摆位,技师不能过分依赖图像引导技术,其责任心也极其重要。

腹部加压技术可以减少肝脏的呼吸运动幅度[4],有益于图像引导的配准。MVCT和 kV‐CBCT 扫描重建得到的是平均时相的图像,而计划 CT 图像是瞬时图像,所以每次图像匹配不能仅靠观察全肝外轮廓和椎体的位置来确定,尤其是自由呼吸状态下的配准。

(一) 肝癌外放疗 kV‐CBCT 图像配准的操作

在使用 kV‐CBCT 图像引导过程中,图像配准是至关重要的一个环节。配准方式决定配准结果,常用的配准方式有骨性配准(bone alignment)、灰度值配准(grey value alignment)和手动配准(manual alignment)等。由于肝脏肿瘤的密度与周围正常肝组织的密度差别较小、边界模糊不清,配准过程中可以灵活选择配准方式,同时参考横膈和椎体、碘油、全肝外轮廓、植入金标等,在三维方向上直观看到位移变化,临床上应用最多。

1. 自动配准　当扫描、重建图像完成后,首先进行计算机自动匹配。自动配准目的是保证 CBCT 图像与计划 CT 图像在整体上粗略相同,然后再根据靶区图像和周围组织进行手动配准。

2. 手动配准　①以肝脏外部轮廓和脊柱椎体为参照物,将计划 CT 图像和本次CBCT 图像叠加在一起,保证两次图像位移差距在较小的范围内。如果二者距离相差过大,则以肝下缘为准。如有碘油或金标,也可辅助配准。②在冠状面和矢状面上,首先找到肝脏肿瘤的位置,沿靶区勾画图像来配准;如果肿瘤和周围结构边界不清晰,观察腹主动脉上的两个分支——腹腔干和肠系膜上动脉,并与参考图像对比,移动图像,转换层面,关注肝下缘和肝门区位置,修正误差;在横断面上,从肝上缘逐层向下,比对两次扫描图像上靶区周围重要器官的位置差异,注意椎管和靶区的位置关系,同时观察靶区和胃、十二指肠的距离,防止放疗后产生过重的胃肠道反应。获得最优的图像配准之后,将位移信息传输至治疗床进行校准,进入治疗环节。CBCT 图像配准示例见图 2-11。

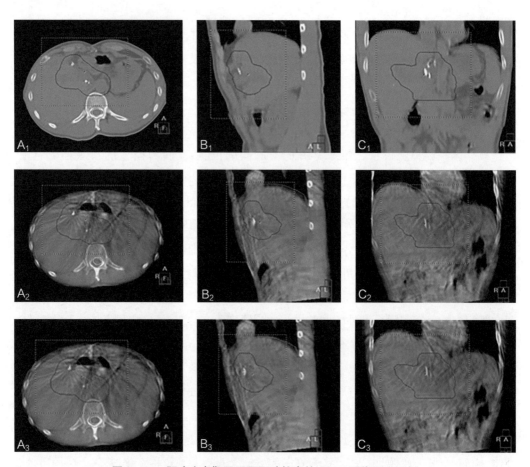

图 2-11 肝癌患者靶区层面肝脏轮廓的 CBCT 图像配准示例

A_1、B_1、C_1 分别为配准前横断面、矢状面、冠状面图像,A_2、B_2、C_2 分别为自动配准后横断面、矢状面、冠状面图像,A_3、B_3、C_3 分别为手动配准后横断面、矢状面、冠状面图像。红色区为计划 CT 肝脏肿瘤计划靶区在 CBCT 图像上投影,白色虚线框代表配准的感兴趣区。

(二) 肝癌外放疗 MVCT 图像配准的操作

螺旋断层放疗(helical tomotherapy,TOMO)系统是集调强适形放疗(intensity-modulated radiation therapy,IMRT)和 IGRT 于一体的先进放疗设备,采用同源双能加速管,产生扇形束射线。同一个加速管,治疗时输出 6 MV 的 X 线能量,CT 扫描时输出 3.5 MV 的 X 线能量,实时获取患者 MVCT 图像,实现治疗源与成像源的统一,最大限度地减少非同源图像引导的误差[5]。

TOMO 图像引导有 3 种自动配准方式,分别是骨配准技术(bone technique)、骨与软组织配准技术(bone and tissue technique)和全部像素配准技术(full image technique)。MVCT 扫描分为精细(fine)、正常(normal)和粗略(coarse)3 种模式。为了使患者等待时间和获得图像质量之间保持平衡,一般选择"正常"模式进行扫描。扫描完成后进行图像配准。

1. 自动配准 将重建后的 MVCT 图像和计划 CT 图像进行自动配准。配准参数一般选用骨和软组织配准方式,配准先选择"平移(translation)+ 倾斜(pitch)+ 摆动(yaw)+ 转动(roll)"自动配准,得到六维方向上的位移参数。TOMO 设备治疗床只能校正三维方向上的位移,"roll"可以通过转动设备的机架角度来实现,但是"pitch""yaw"的偏差无法纠正,记录两个方向的位移数据;选择"translation + roll"再进行自动配准,得到 4 个方向位移参数。选取靶区及邻近危及器官所在区域作为配准范围,进行手动配准。

2. 手动配准

(1)首先根据骨性标记,将 MVCT 图像在水平、冠状和矢状面与计划 CT 图像进行匹配,然后根据 2 幅图像序列中靶区及危及器官的匹配关系进行微调。由于肝脏肿瘤与周围正常肝组织的密度差别较小、边界模糊不清,因而并不能很好地将 MVCT 图像上的肿块和计划 CT 图像上勾画的靶区完全对应起来,需要借助腹部其他器官、组织来辅助配准。

(2)在冠状面和矢状面上进行骨匹配,将两次图像的椎体对齐;再看肝脏轮廓,将肝脏基本轮廓匹配准确,转换层面以观察腹主动脉及其分支,查看患者水平方向是否有偏移;在横断面上找到肿瘤的最大层面,滑动本次 MVCT 图像,观察两次图像是否重合,转换层面,分别在肝门区域、肝和胃肠间隙、腹腔干等层面比对肿瘤区域以及胃、十二指肠、椎管等危及器官,以获得最好的靶区匹配。记录 4 个方向的位移数据,并将其传输至治疗床,校准位置信息,进入治疗环节。MVCT 图像配准示例见图 2 - 12。

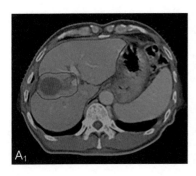
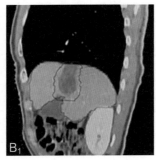
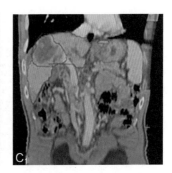

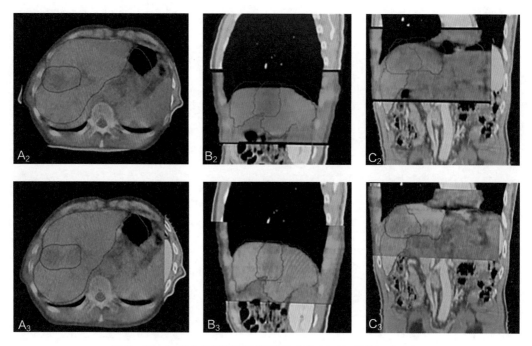

图 2 - 12　肝癌患者靶区层面肝脏轮廓的 MVCT 图像配准示例

A_1、B_1、C_1 分别为配准前横断面、矢状面、冠状面图像，A_2、B_2、C_2 分别为自动配准后横断面、矢状面、冠状面图像，A_3、B_3、C_3 分别为手动配准后横断面、矢状面、冠状面图像。蓝色区为计划 CT 肝脏肿瘤计划靶区在 MVCT图像上的投影。

（朱文超）

参 考 文 献

［1］彭金浩,邹金华,邓晓刚,等.图像引导放射治疗的临床应用和研究进展[J].中国医学装备,2021,18(3):169-171.

［2］吴建亭,赵永亮,金建华,等.四种不同配准方式对食管癌 IGRT 摆位误差的影响[J].现代肿瘤医学,2016,24(21):3463-3465.

［3］徐寿平,王连元,戴相昆,等.螺旋断层放疗系统原理及其应用[J].医疗卫生装备,2008,29(12):100-102.

［4］YONG H B S, YING-KANG Z M S, CHEN Y X, et al. Clinical benefits of new immobilization system for hypofractionated radiotherapy of intrahepatic hepatocellular carcinoma by helical tomotherapy [J]. Med Dosim, 2017,42(1):37-41.

［5］侯友贤.螺旋断层放射治疗系统的临床应用[J].广州医科大学学报,2014,42(4):169-172.

第三章 典型病例放疗靶区勾画实例

第一节 肝内大肝癌病灶放疗

一、肝癌肝内病灶放疗适应证

肝内单发直径≤5 cm病灶（CNLC Ⅰa期）、或2～3个病灶直径≤3 cm（部分Ⅰb期）：如处于膈顶、肝门大血管旁等特殊部位无手术或消融适应证或不愿有创治疗，立体定向放疗（SBRT）是有效的治疗手段，其生存获益与手术或射频消融类似。肝内单发巨块型肝癌或多发病灶（CNLC 部分Ⅰb～Ⅱb期）：放疗与经导管动脉化疗栓塞（transcatheter arterial chemoembolization，TACE）联合，可改善局部控制率，明显延长生存时间[1]。

二、放疗前准备

1. 明确肝癌诊断及治疗史 询问既往治疗病程，如手术方式及术后病理、射频消融治疗部位、经TACE次数及术中碘油沉积情况，分子靶向类药物及免疫治疗类药物治疗史等。

2. 全面体格检查 明确有无皮肤、黏膜黄染，有无浅表淋巴结转移，有无腹水等，进行体力评分。

3. 完善实验室检查 完善肝功能、凝血功能、肿瘤标志物、肝炎病毒等血液检查，明确肝功能Child-Pugh分级。

放疗前2周内完善CT、MRI或PET/CT等影像学检查，明确肿瘤累及部位、大小、数目及肿瘤血供等，明确肿瘤分期、毗邻重要脏器，以及既往治疗的疗效等。CT

及 MRI 检查需行肝脏动态增强,表现为"快进快出"的强化方式。动脉期,肿瘤为均匀或不均匀明显强化;门脉期和/或平衡期,肿瘤强化低于肝实质。值得注意的是,多模态 MRI 对肝癌肝内病灶还可显示部分特别征象,如弥散受限、T_2 加权成像中等信号及钆塞酸二钠(普美显)造影延迟期低信号等,较动态增强 CT 能更细腻清楚地显示肝内病灶的部位、浸润范围等。因此,我们推荐制订放疗计划时,需以多模态 MRI 影像为基础,必要时将其融入治疗计划系统(treatment planning system,TPS),与 CT 定位增强影像相匹配,指导肝内病灶的靶区勾画(有条件的单位可行 MRI 模拟定位扫描)。

不过,CT 影像对肝癌局部治疗的疗效评价有优势,如观察 TACE 治疗后碘油沉积情况,明确肿瘤血供和疗效,可作为放疗时评估肝内病灶随呼吸运动幅度的标志物。另外,PET/CT、^{18}F - FDG 全身显像,肝癌可表现为高标准摄取值(standard uptake value,SUV)。由于通常肝组织表现为较高的 SUV,因此对肝内病灶范围等显示可能对比度不高,存在漏诊可能,其优势在于可全面显示肝外病灶情况,有利于肿瘤系统分期、治疗后疗效评价等[1]。

三、CT 模拟定位注意事项

放疗中肝内病灶运动和形变的主要因素为呼吸运动。目前国内最常采用的是腹部加压结合 4DCT 确定内靶区的技术[2,3]。

CT 模拟定位前取仰卧位,真空垫或热塑膜体位固定,腹部加压。加压程度为将腹式呼吸转换为胸式呼吸。在模拟透视下,横膈上下运动幅度控制在 1 cm 左右(最佳为 0.5 cm 左右)。

CT 模拟定位时,先予以 4DCT 扫描,获得肿瘤及肝脏在呼吸各时相的具体运动情况;再予以增强造影后上腹部 CT 扫描。

四、治疗计划系统勾画靶区

勾画放疗靶区前,有条件的单位建议先将 MRI 增强相或 T_2 相图像参考肝门血管及肝轮廓与 CT 定位增强扫描影像相融合;勾画靶区则在 CT 定位图像上,参考 MRI、PET/CT 等影像学信息,在 TPS 中勾画可见肝内肿瘤为大体肿瘤靶区(GTV),结合 4DCT 扫描,获得肿瘤及肝脏在呼吸各时相的具体运动情况,外扩内靶区(ITV),再由 ITV 外扩计划靶区(PTV),给予处方剂量。

由于肝脏内肝癌一般边缘比较清晰,周围亚临床灶距离原发灶边缘一般 < 4 mm[4]。我们可以以 GTV 外扩 4 mm 后按解剖屏障修回,作为临床靶区(CTV)。由于肝癌放疗时需要尽量预防放疗诱发肝损伤,其关键是保护一定体积的正常肝(一般需 >

700 mL)不受到照射或少照射[5,6]。当大肝癌放疗时,往往剩余肝体积并不充足。为防治放射性肝损伤(radiation-induced liver damage,RILD),可以不外扩 CTV;另外,行 SBRT 肿瘤大分割放疗时,剂量跌落区往往已经包括 GTV 外 4 mm 的范围,因此 SBRT 一般也不外扩 CTV。

五、危及器官与剂量

肝内病灶放疗需勾画保护的邻近正常组织器官(危及器官)包括:正常肝(liver-GTV)、肺、心脏、脊髓、食管、胃、小肠、左右肾脏等;正常组织耐受剂量需考虑:放疗分割方式、肝功能 Child-Pugh 分级、正常肝(肝脏-肿瘤)体积、胃肠道淤血和凝血功能状况等[1](具体参考正常组织剂量部分)。

六、靶区勾画示例

说明:我们建议肝内病灶需要动脉相,但这两例患者都不是动脉相,原因在于我们科室当时没有配备高压注射器,未能获得动脉相。

1. 病例 1(男,78 岁)

(1)病史:2020 年 3 月外院体检发现肝右叶肿块(7.5 cm×6.7 cm),甲胎蛋白(AFP)11.5 μg/L;2020 年 3 月 17 日我院 MRI:肝右叶及尾状叶肿瘤,侵犯下腔静脉。2020 年 3 月 18 日 TACE 治疗,2020 年 5 月 12 日 TACE＋局部消融治疗。2020 年 7 月 10 日 MRI:肝癌治疗后,局部存活。诊断:肝细胞癌,CNLCⅢA。

(2)放疗目的:姑息性治疗。

(3)放疗计划:采用 IMRT 技术,单次剂量 2.4 Gy,肝右叶及尾状叶肿瘤放疗总剂量均为 60 Gy/25 Fx。

(4)靶区勾画:勾画放疗靶区前,先将 MRI 增强相图像参考肝门血管及肝轮廓与 CT 定位增强扫描影像匹配融合(图 3-1),勾画靶区则在 CT 定位图像上。

靶区范围根据 MRI 的影像学表现结合模拟定位 CT 图像上病灶范围进行勾画,见图 3-2、图 3-3。

GTV:MRI 及定位 CT 所示病灶范围,GTV1 为肝右叶病灶,GTV2 为尾状叶侵犯下腔静脉病灶。

CTV:患者肝内肿瘤体积较大,如再根据 GTV 外扩 4 mm 形成 CTV,则正常肝体积偏小;考虑到正常肝体积如＜800 mL,易继发 RILD,并且该患者放疗目的为姑息性治疗,因此未外扩 CTV。

ITV:根据 4DCT 各个呼吸时相,确定肿瘤头脚方向随呼吸运动的幅度;在 GTV1/GTV2 基础上,仅头脚方向外扩(前后、左右方向不外扩)形成 ITV1/ITV2。

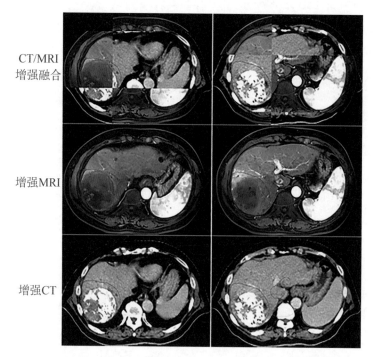

图 3 - 1　MRI 动脉期增强相与 CT 定位增强扫描匹配融合
■ GTV1;■ GTV2。

　　PTV：ITV 基础上，头脚、前、左右三维方向均外扩 2 mm，同时对邻近食管和胃肠的区域做适当修回（避免相关串联性危及器官接受较高照射剂量），形成 PTV1 - 6 000/PTV2 - 6 000。

　　(5) 结合其他治疗：放疗未同步其他治疗。

　　(6) 靶区及危及器官剂量分布：见图 3 - 4、图 3 - 5，表 3 - 1。

　　(7) 随访：患者 2022 年 1 月 14 日我院复查 MRI 动脉期增强，示放疗后病灶显著坏死、缩小，增强强化显著降低（图 3 - 6）。患者 2020 年 9 月 18 日放疗结束，目前存活，放疗后总生存期已 18 个月以上。

　　2. 病例 2(男,78 岁)

　　(1) 病史：2018 年 3 月外院体检发现肝左叶巨大肿块，AFP219.7 μg/L，异常凝血酶原(PIVKA)13 339 AU/mL。2018 年 4 月 TACE 治疗 1 次。诊断：肝细胞癌，CNLC ⅠB 期。

　　(2) 放疗目的：姑息性治疗。

　　(3) 放疗计划：采用 IMRT 技术，单次剂量 2.3 Gy，放疗总剂量 57.5 Gy/25 Fx。

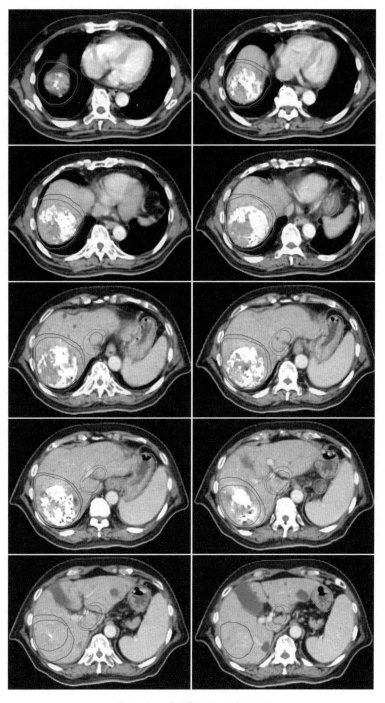

图 3-2　放疗靶区勾画断层图

■肿瘤靶区 GTV1/GTV2;■内靶区 ITV;■计划靶 PTV;■胃。

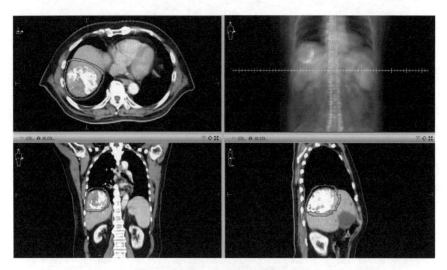

图3-3　等中心点层面靶区示意图

■肿瘤靶区 GTV;■临床靶区 CTV;■计划靶区 PTV。

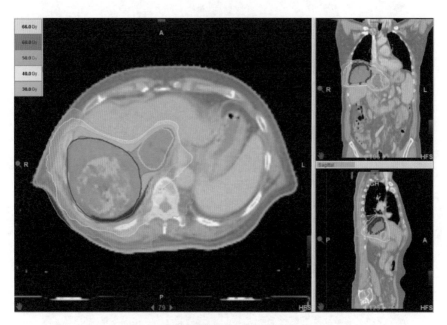

图3-4　螺旋断层放疗计划等剂量分布

蓝色/绿色线为 PTV1-6000/PTV2-6000;淡粉色区为60Gy;淡绿色区为50Gy;淡黄色区为40Gy。

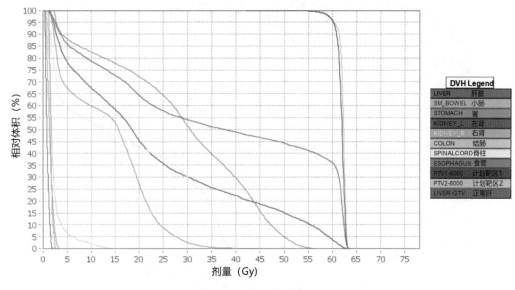

图3-5　剂量-体积直方图

表3-1　靶区与正常组织受量

名称	最大剂量(Gy)	最小剂量(Gy)	中位剂量(Gy)	平均剂量(Gy)	标准偏差剂量(Gy)	物理体积(cc)
PTV1-6000	63.92	42.28	62.03	61.85	1.07	592.04
PTV2-6000	63.44	51.57	62.38	62.16	0.92	80.36
小肠	2.49	1.04	1.54	1.59	0.3	38.22
胃	45.01	1.39	15.78	13.49	9.06	259.29
左肾	1.89	0.34	0.74	0.82	0.36	90.49
右肾	3.29	0.46	1.32	1.4	0.61	84.65
结肠	14.34	0.7	1.69	2.25	1.96	80.56
脊柱	39.26	0.96	12.93	16.67	14.38	29.18
食管	56.69	2.27	30.59	28.91	15.1	24.44
正常肝	63.35	1.11	18.54	23.13	18.78	1082.81

（4）靶区勾画：靶区范围根据 MRI 的影像学表现结合模拟定位 CT 图像上病灶范围进行勾画(图3-7)。

GTV：定位增强 CT 及外地医院 MRI 示病灶范围，GTV 为肝左叶巨大病灶。

CTV：患者肝内肿瘤体积较大，与病例1相同，如再根据 GTV 外扩 4 mm 形成 CTV，则正常肝体积偏小，易继发 RILD，且该患者为姑息性治疗，因此未外扩 CTV。

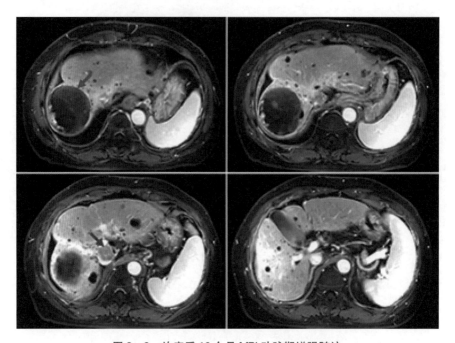

图 3-6 放疗后 16 个月 MRI 动脉期增强随访

红色箭头:肝右叶病灶显著坏死、缩小;紫色箭头:肝尾状叶病灶增强较前强化显著降低。

ITV:根据 4DCT 各个呼吸时相,以 TACE 治疗后肿瘤内碘油沉积作为标志,确定肿瘤头脚方向随呼吸运动的幅度(图 3-8);在 GTV 基础上,仅头脚方向外扩形成 ITV。

PTV:在 ITV 基础上,头脚、前、左右三维方向均外扩 2 mm,同时适当修回邻近食管和胃肠的区域(避免其接受较高照射剂量),形成 PTV5750。

(5)结合其他治疗:放疗未同步其他治疗。

(6)靶区及危及器官剂量分布:见图 3-9、图 3-10、表 3-2。从 DVH 看,肝-GTV 的平均剂量为 29.5 Gy,接近全肝耐受剂量。放疗后 3 个月,患者出现放射性肝炎,经过保肝、利尿、补白蛋白后,肝功能恢复正常。胃的最大剂量为 58 Gy,超出胃的最大耐受剂量,患者在放疗后 5 个月出现上消化道出血,胃镜检查显示胃溃疡。经过抑制胃酸、止血药物和输血支持疗法,2 个月后溃疡愈合。

(7)随访:患者 2019 年 10 月 28 日来我院复查,MRI 动脉期增强示肝左叶病灶显著坏死、缩小,增强强化不明显;邻近局部肝组织增强有强化,考虑为局灶性放射性肝损伤(图 3-11)。患者 2018 年 6 月 5 日放疗结束,2021 年 6 月 15 日肝内病灶进展死亡,放疗后总生存期为 36 个月。

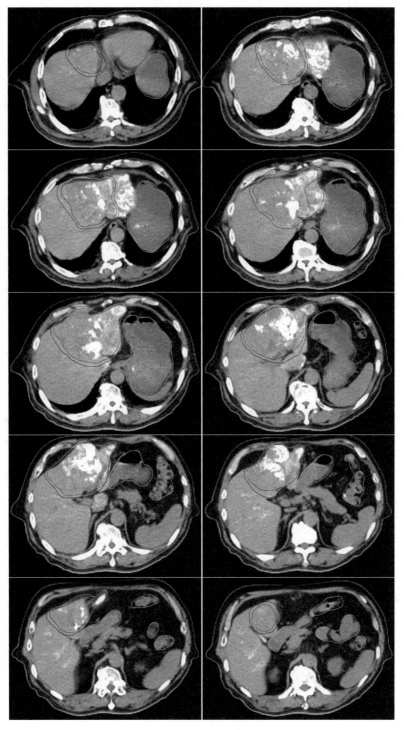

图 3-7 放疗靶区勾画断层图

■肿瘤靶区 GTV1/GTV2;■内靶区 ITV;■计划靶区 PTV;■胃;■结肠;■小肠。

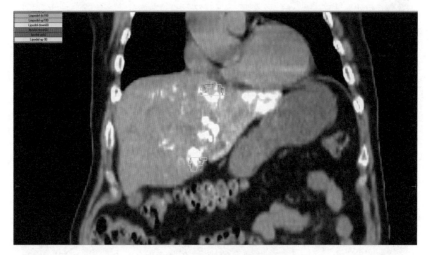

图 3-8　4DCT 各个呼吸时相

TACE 后肿瘤内上、下碘油沉积标志。

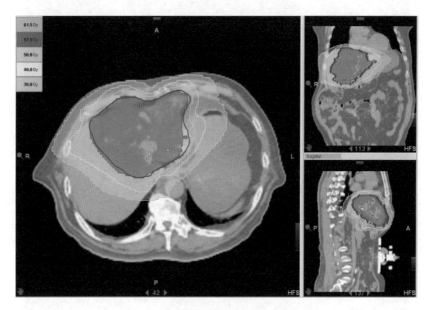

图 3-9　螺旋断层放疗计划等剂量分布

蓝色线为 PTV5750；淡粉色区为 57.5 Gy；淡绿色区为 50 Gy；淡黄色区为 40 Gy。

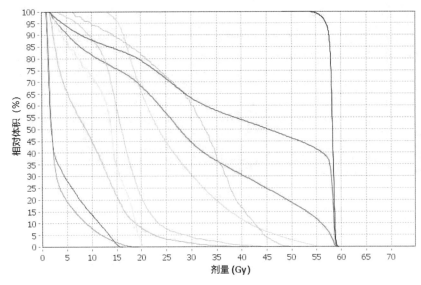

图 3-10 剂量-体积直方图

表 3-2 靶区和正常组织受量

名称	最大剂量(Gy)	最小剂量(Gy)	中位剂量(Gy)	平均剂量(Gy)	标准偏差剂量 (Gy)	物理体积(cc)
PTV5750	59.51	48.1	58.28	58.14	0.67	1092.64
肝脏	59.51	1.28	45.22	39.26	19.67	2520.84
食管	51.57	6.12	32.84	30.45	10.26	17.37
脊柱	20.48	2.1	13.92	12.67	5.09	23.97
胃	57.07	12.05	23.48	26.45	9.82	772.53
小肠	41.27	1.48	8.86	9.84	7	130.75
结肠	49.13	2.94	16.01	16.66	6.29	165.51
左肾	16.06	0.78	1.84	4.07	4.09	183.09
右肾	19.3	0.96	1.94	3.45	3.47	179.55
正常肝	59.27	1.28	27.65	29.53	17.53	1703.12

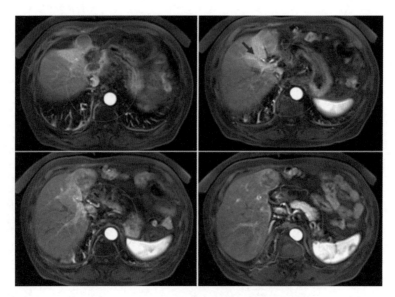

图 3 - 11　放疗后 16 个月 MRI 动脉期增强随访

红色箭头:肝左叶病灶显著坏死、缩小,增强强化亦较前显著降低;紫色箭头:放疗靶区邻近的肝组织局部增强有轻度强化,考虑为局灶性放射性肝损伤。

(吴志峰)

参 考 文 献

[1] ZHOU J, SUN H, WANG Z, et al. Guidelines for the diagnosis and treatment of hepatocellular carcinoma (2019 Edition) [J]. Liver Cancer, 2020,9(6):682 - 720.

[2] HU Y, ZHOU Y K, CHEN Y X, et al. Clinical benefits of new immobilization system for hypofractionated radiotherapy of intrahepatic hepatocellular carcinoma by helical tomotherapy [J]. Med Dosim, 2017,42(1):37 - 41.

[3] HU Y, ZHOU Y K, CHEN Y X, et al. 4DCT scans reveal reduced magnitude of respiratory liver motion achieved by different abdominal compression plate positions in patients with intrahepatic tumors undergoing helical tomotherapy [J]. Med Phys, 2016,43(7):4335.

[4] WANG M H, JI Y, ZENG Z C, et al. Impact factors for microinvasion in patients with hepatocellular carcinoma: possible application to the definition of clinical tumor volume [J]. Int J Radiat Oncol Biol Phys, 2010,76(2):467 - 476.

[5] MARKS L B, YORKE E D, JACKSON A, et al. Use of normal tissue complication probability models in the clinic [J]. Int J Radiat Oncol Biol Phys, 2010,76(3 Suppl):S10 - S19.

[6] PAN C C, KAVANAGH B D, DAWSON L A, et al. Radiation-associated liver injury [J]. Int J Radiat Oncol Biol Phys, 2010,76(3 Suppl):S94 - S100.

第二节　肝内小肝癌放疗

一、概述

小肝癌的定义不同于早期肝癌,早期肝癌是指单个肿瘤直径≤5 cm,或多发肿瘤≤3 个,其最大径≤3 cm,无肝外转移或血管侵犯,肝功能 Child-Pugh 分级 A 或 B 级;但肝内复发、肝功能 Child-Pugh 分级 C 级、或大肝癌经过治疗缩小为小肝癌,尽管其肝内病灶大小和个数都符合早期肝癌标准,则不应视为早期肝癌,我们将之归类为小肝癌。为此,小肝癌不一定属于早期肝癌,但早期肝癌应该是小肝癌。

小肝癌的治疗通常以局部治疗为主,主要包括手术或射频消融。随着技术的进步,立体定向放疗的应用也越来越多。研究表明,局部控制率与手术或射频消融相当,可作为手术或射频消融等根治性治疗手段的补充[1-5]。目前主要的适应证包括:早期初诊的肝癌患者,手术或射频消融后病灶残存,介入后的巩固性治疗,手术或射频消融后复发的挽救性治疗,肝移植的桥接治疗等[6]。

小肝癌的放疗以立体定向放疗为主,或大分割治疗,均以根治性治疗为目的。

二、治疗前评估

治疗前需仔细评估,明确是否具有放疗适应证,采用哪种照射技术和照射方式,以及是否合并用药等。同时也需要详细询问病史,包括以下内容。

(1) 一般情况,如体力状态、既往治疗史、肝炎病史、血生化指标等。

(2) 肿瘤情况,如个数、大小、位置。

(3) 正常肝情况,如肝硬化程度、正常肝体积大小、肝脏储备功能等。

三、定位前准备

建议定位前空腹 4 小时以上。

定位前可服用肠道对比剂以增强胃肠道显影,通常可用复方泛影葡胺 8 mL 加入200～250 mL 温水,在扫描前 15 分钟左右饮用。

因肝脏会随呼吸而运动,故呼吸运动的管理极为重要。可在定位前指导患者进行呼吸模式的训练,一般建议患者采用浅呼吸的方式,以有效减少肝脏的活动度。

四、体位固定

一般采用真空垫或热塑膜固定定位。

五、图像扫描

扫描时,建议行 4DCT 以及增强扫描。强烈建议行呼吸运动的管理,主要包括 4DCT 结合腹部加压技术、屏气技术、呼吸门控技术以及追踪技术等。各单位可根据实际情况选用。

六、靶区定义

1. GTV   指大体肿瘤,肝癌的影像学特征为"快进快出",勾画时需要综合动脉期、门静脉期、静脉期各个时相的范围,同时结合 CT、MRI、PET/CT 等多种影像学手段,尽可能准确地勾画出肿瘤的大小和范围。

2. CTV   一般无需外放。

3. ITV   各个呼吸时相的综合。由于 4DCT 图像增强扫描困难,对于未接受介入治疗的肝内病灶在 4DCT 平扫影像上很难显示。放疗医生经验性的做法是利用膈肌的活动度替代肝内肿瘤的动度,这一做法可能使 ITV 外放范围偏大;对于肝内病灶接受介入治疗的患者,可以利用肝内碘油的运动幅度计算 ITV 外放范围,也可利用肿瘤周围的其他天然标志物或植入性标志物(如囊腔、银夹)指导 ITV 外放。

4. PTV   根据各个单位的实际情况,一般外扩 3～5 mm。

七、照射剂量及分割方式

立体定向放疗一般推荐≥30～60 Gy/3～6 Fx[7-11]。正常组织耐受剂量参考第四节。

八、小肝癌立体定向放疗靶区勾画临床实例

1. 病例 1(男,43 岁)

(1) 病史:2018 年 4 月体检发现肝占位。2018 年 4 月 24 日我院 MRI:肝右叶膈顶小肝癌,肝硬化伴多发再生结节,脾大。AFP 399.7 mg/L。既往乙肝病史。诊断:肝细胞性癌,CNLC ⅠA 期。

(2) 放疗目的:根治性治疗。

(3) 放疗计划:采用 SBRT 技术,单次剂量 9 Gy,放疗总剂量 54 Gy/6 Fx。

(4) 靶区勾画:靶区范围根据 MRI 的影像学表现结合模拟定位 CT 图像上病灶范围进行勾画。

GTV:定位 CT 及 MRI 所示的病灶范围,必要时可作融合(图 3－12)。

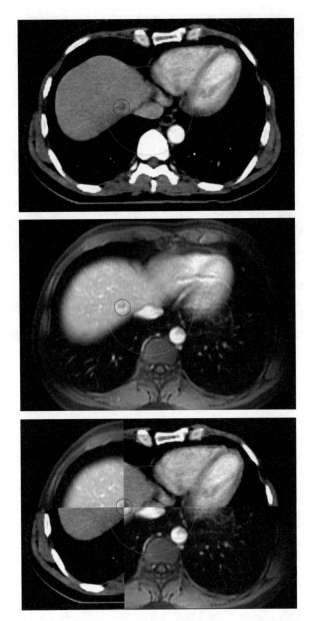

图 3-12 肿瘤在 CT、MRI 上的表现,以及融合后的图像

CTV:无。

ITV:根据 4DCT 各个呼吸时相融合而成。

PTV:ITV 基础上外扩 3 mm。

(5) 结合其他治疗:无。

(6) 靶区及剂量分布:见图 3-13～图 3-16,表 3-3。

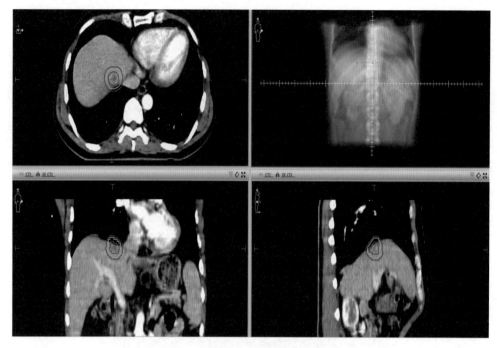

图 3-13 等中心点层面靶区示意图

■肿瘤靶区 GTV；■内靶区 ITV；■计划靶区 PTV。

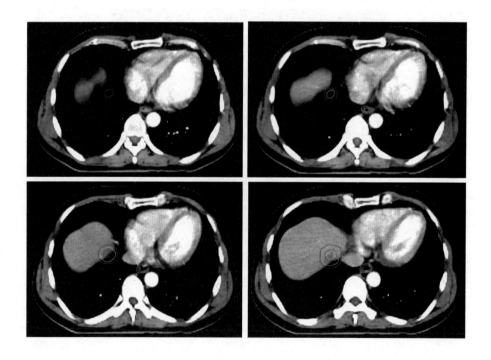

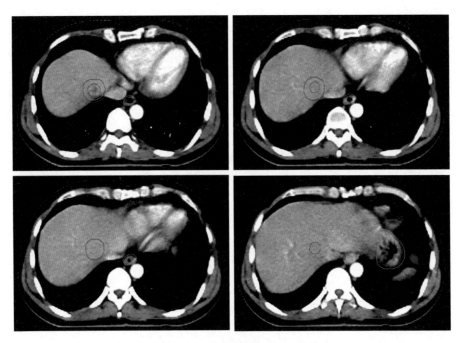

图 3-14 放疗靶区勾画断层图

■肿瘤靶区 GTV;■内靶区 ITV;■计划靶区 PTV。

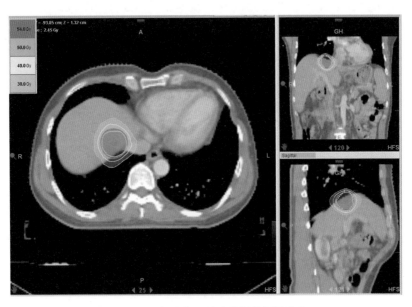

图 3-15 螺旋断层放疗计划等剂量分布

蓝色线为 PTV;淡粉色区为 54 Gy,淡绿色区为 50 Gy,淡黄色区为 40 Gy。

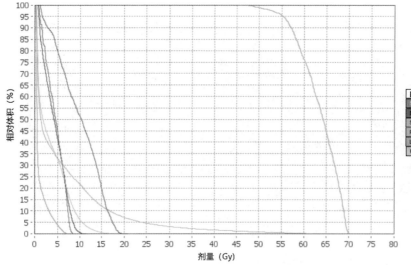

图 3-16　剂量-体积直方图

表 3-3　靶区和正常组织受量

名称	最大剂量(Gy)	最小剂量(Gy)	中位剂量(Gy)	平均剂量(Gy)	标准偏差剂量(Gy)	物理体积(cc)
PTV5400	70.19	45.86	64.3	63.46	4.69	21.94
肝脏	70.19	0.08	1.28	6.43	10.81	1509.49
脊柱	8.4	0.79	4.52	4.47	2.18	10.49
胃	7.74	0.21	0.46	1.06	1.39	398.54
心脏	21.79	0.24	1.75	3.57	3.63	624.14
食管	20.61	1.05	10.3	10	5.01	13.49
正常肝	67.79	0.08	1.23	5.91	9.36	1526.49

2. 病例 2(男,85 岁)

(1) 病史:2019 年 1 月体检发现肝占位。2019 年 2 月 12 日 MRI:肝右前叶肝癌,肝硬化,脾肿大。AFP 935.9 mg/L。既往乙肝病史。因年龄大,心、肺功能差,无法耐受手术至我科就诊。

(2) 诊断:肝细胞性癌,CNLA ⅠA 期。

(3) 放疗目的:根治性治疗。

(4) 放疗计划:采用 SBRT 技术,单次剂量 9 Gy,放疗总剂量 54 Gy/6 Fx。

(5) 靶区勾画:靶区范围根据 MRI 影像学表现结合模拟定位 CT 图像上病灶范围进行勾画。

GTV:MRI 及定位 CT 所示病灶范围。

CTV:无。

ITV:根据 4DCT 各个呼吸时相融合而成。

PTV:ITV 基础上外扩 3 mm。

（6）结合其他治疗：无。

（7）靶区及剂量分布：见图 3-17～图 3-20，表 3-4。

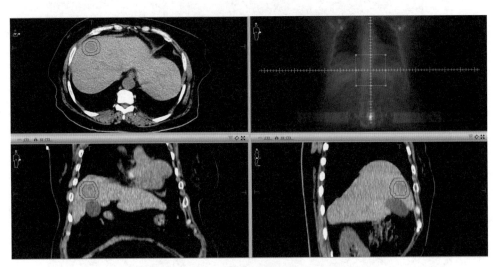

图 3-17 等中心点层面靶区示意图

■肿瘤靶区 GTV;■内靶区 ITV;■计划靶区 PTV。

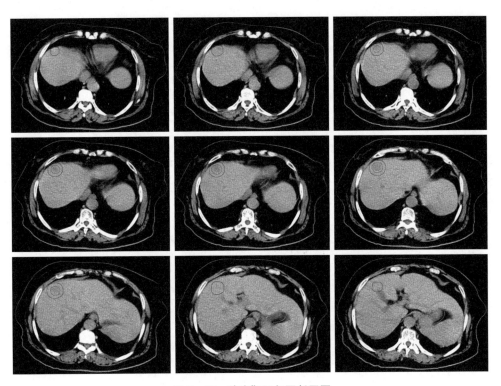

图 3-18 放疗靶区勾画断层图

■肿瘤靶区 GTV;■内靶区 ITV;■计划靶区 PTV。

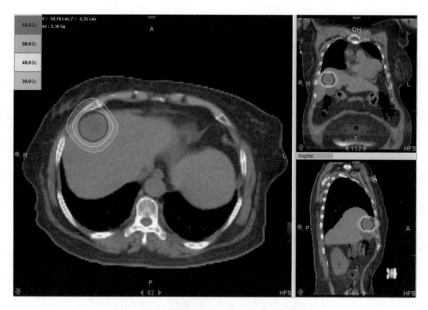

图3-19　螺旋断层放疗计划等剂量分布

蓝色线为PTV；淡粉色区为54 Gy，淡绿色区为50 Gy，淡黄色区为40 Gy。

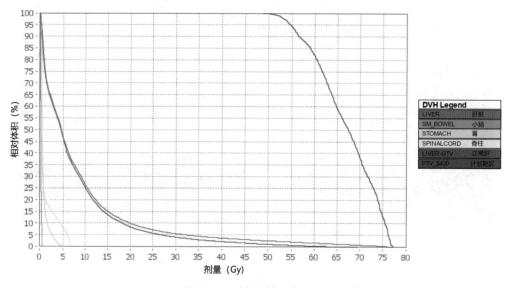

图3-20　剂量-体积直方图

表 3-4 靶区和正常组织受量

名称	最大剂量(Gy)	最小剂量(Gy)	中位剂量(Gy)	平均剂量(Gy)	标准偏差剂量(Gy)	物理体积(cc)
PTV5400	77.22	48.81	67.46	66.78	6.83	30.48
肝脏	77.22	0.13	4.62	8.55	12.3	1449.52
脊柱	6.84	0.08	0.25	1.06	1.8	29.76
胃	5.31	0.17	0.51	0.78	0.77	289.17
小肠	0.58	0.09	0.17	0.22	0.12	48.12
正常肝	69.46	0.13	4.49	7.57	9.77	1461.03

（陈一兴）

参 考 文 献

[1] WAHL D R, STENMARK M H, TAO Y, et al. Outcomes after stereotactic body radiotherapy or radiofrequency ablation for hepatocellular carcinoma [J]. J Clin Oncol, 2016,34(5):452-459.

[2] KUBO K, KIMURA T, AIKATA H, et al. Long-term outcome of stereotactic body radiotherapy for patients with small hepatocellular carcinoma [J]. Hepatol Res, 2018,48(9):701-707.

[3] KIM N, CHENG J, JUNG I, et al. Stereotactic body radiation therapy vs. radiofrequency ablation in Asian patients with hepatocellular carcinoma [J]. J Hepatol, 2020,73(1):121-129.

[4] KIM T H, KOH Y H, KIM B H, et al. Proton beam radiotherapy vs. radiofrequency ablation for recurrent hepatocellular carcinoma: a randomized phase Ⅲ trial [J]. J Hepatol, 2021,74(3):603-612.

[5] CHEN Y-X, ZHUANG Y, YANG P, et al. Helical IMRT based stereotactic body radiation therapy using an abdominal compression technique and modified fractionation regimen for small hepatocellular carcinoma [J]. Technol Cancer Res Treat, 2020,19:1533033820937002.

[6] ZENG Z C, FAN J, ZHOU J, et al. Comprehending the therapeutic effects of stereotactic body radiation therapy for small hepatocellular carcinomas based on imagings [J]. Hepatoma Res, 2020,6:43.

[7] ZHOU J, SUNH, WANG Z, et al. Guidelines for the diagnosis and treatment of hepatocellular carcinoma (2019 Edition) [J]. Liver Cancer, 2020,9(6):682-720.

[8] ZENG Z C, SEONG J, YOON S M, et al. Consensus on stereotactic body radiation therapy for small-sized hepatocellular carcinoma at the 7th Asia-pacific primary liver cancer expert meeting [J]. Liver Cancer. 2017,6(4):264-274.

[9] SMITH APOSARNTHANARAXS, BARRY A, CAO M, et al. External beam radiation therapy for primary liver cancers: an ASTRO clinical practice guideline [J]. Pract Radiat Oncol, 2022,12(1):28-51.

[10] 曾昭冲,王维虎.中国原发性肝细胞癌放射治疗指南(2020年版)[J].国际肿瘤学杂志,2021,48(1):1-10.

[11] 曾昭冲.原发性肝癌放射治疗专家共识(2020年版)[J].临床肿瘤学杂志,2020,25(10):935-946.

第三节 肝癌门静脉及下腔静脉癌栓的放疗

一、靶区定义及剂量

(一) 靶区定义

建议在 CT/MRI 门静脉期图像上勾画门静脉及下腔静脉癌栓为 GTV,合并 4DCT 各个序列的 GTV 作为 ITV,在 ITV 的基础上外扩 2~4 mm 为 CTV。当 CTV 靠近危及器官(尤其是十二指肠)或患者存在严重肝功能障碍时,可适当缩进 CTV 边界,或将 ITV 视为 CTV。PTV 的设置需考虑肝脏的每日形变及放疗中心的质控水平,一般在各个方向上外扩 5~10 mm[1,2]。

(1) 当肝内为孤立病灶且病灶直径≤5 cm 时,可考虑行低分割放疗或 SBRT。

(2) 当肝内肿瘤靠近癌栓或肝内肿瘤数目≤3 个(且评估肝脏受量在剂量限制范围内)时,应尽量同时照射全部肝内病灶。

(3) 当肝内肿瘤巨大或肝内为多发散在病灶时,可考虑针对靠近癌栓的肝内病灶行部分照射。同时建议经多学科团队(MDT)讨论后选择介入治疗、靶向治疗或免疫治疗作为联合治疗[3]。

(4) 放疗前已经接受其他局部治疗(如 TACE)的患者,如果肝内病灶部分存活,应尽量针对残留活性部分进行照射[4]。

(二) 放疗技术和剂量选择

1. 放疗技术 建议优先选择图像引导下的 SBRT 和低分割放疗,相对于常规分割的 IMRT 和三维适形放疗,SBRT 和低分割放疗可以提高放疗剂量,从而提高局部控制率,改善患者预后[1,2]。

2. 放疗剂量及分割 常规剂量分割建议 1.8~2.0 Gy/Fx,低分割放疗及 SBRT 推荐剂量 3~10 Gy/Fx[2,4-7]。放疗总剂量的生物有效剂量(BED_{10})建议至少高于 45 Gy,并在符合危及器官剂量限值的前提下尽量达到 70 Gy 以上[2,4,8]。

二、靶区勾画示例

1. 病例 1(男,68 岁)

(1) 病史:患者 2019 年 7 月体检发现肝多发性占位(较大者直径 3.8 cm)。于 2019 年

7月和2020年7月行2次TACE。2020年8月外院行肝右叶部分切除术。病理诊断:Ⅷ段(4 cm×3 cm)肝细胞肝癌。2021年11月外院复查MRI提示肝多发异常信号,肝Ⅷ段病灶较前增大(直径2 cm),肿瘤可能,门静脉右支栓子。于2021年11月和2022年1月再行2次TACE。2022年2月9日行MRI示肝Ⅷ段病灶尚有活性,门静脉右支栓塞。为求进一步治疗就诊我科。诊断:肝细胞肝癌伴门静脉癌栓;CNLC ⅢA期,Child-Pugh分级A级。

（2）放疗目的:针对肝内复发病灶及门静脉癌栓行根治性剂量放疗。

（3）放疗计划:采用螺旋断层放疗引导下放疗技术,单次剂量5 Gy,放疗总剂量50 Gy/10 Fx。

（4）靶区勾画:靶区范围根据外院增强CT影像学表现结合模拟定位CT（增强CT＋4DCT）图像上病灶范围进行勾画。

GTV:外院CT及定位CT所示肝内复发灶及门静脉癌栓。

ITV:根据4DCT各个呼吸时相融合而成。

CTV:肝内复发灶将ITV作为CTV,门静脉癌栓在ITV基础上沿门静脉在两端各外扩5 mm。

PTV：CTV基础上外扩3 mm。

（5）靶区及剂量分布:见图3－21～图3－24,表3－5。

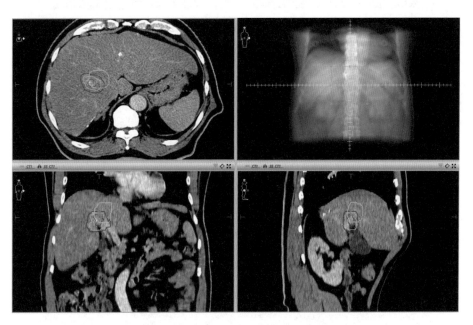

图3－21 等中心点层面靶区示意图

■肿瘤靶区（肝内病灶）GTV；■肿瘤靶区（癌栓）GTV－PVTT；■临床靶区CTV－PVTT；■计划靶区PGTV；■计划靶区PTV－PVTT。

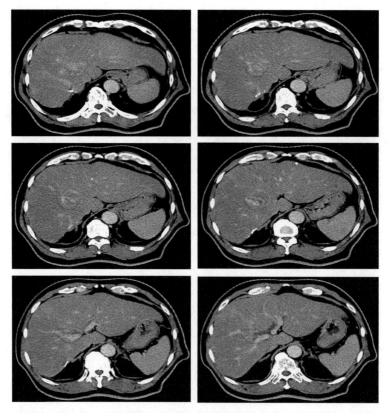

图 3 - 22　放疗靶区勾画断层图

■肿瘤靶区（肝内病灶）GTV；■肿瘤靶区（癌栓）GTV - PVTT；■临床靶区
CTV - PVTT；■计划靶区 PGTV；■计划靶区 PTV - PVTT。

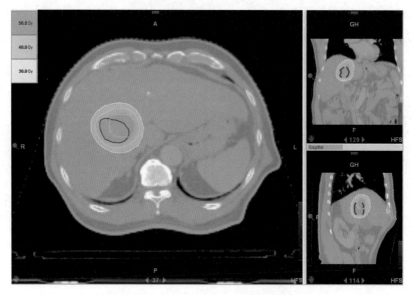

图 3 - 23　螺旋断层放疗计划等剂量分布

深蓝色线为 PTV - PVTT，浅蓝色线为 PGTV；粉色区为 50 Gy，绿色区为 40 Gy，黄
色区为 30 Gy。

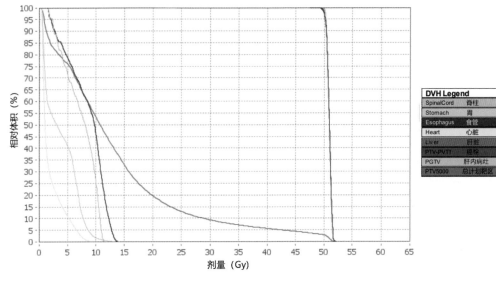

图 3-24 剂量-体积直方图

表 3-5 靶区和正常组织受量

名称	最大剂量(Gy)	最小剂量(Gy)	中位剂量(Gy)	平均剂量(Gy)	标准偏差剂量(Gy)	物理体积(cc)
PTV-PVTT	52.12	47.54	50.93	50.9	0.43	35.32
PGTV	51.83	49.17	50.89	50.89	0.38	34.12
PTV5000	52.12	47.42	50.94	50.9	0.44	63.23
脊柱	11.48	1.5	8.08	7.25	3.02	10
胃	14.08	0.4	3.07	3.8	3.03	266.94
食管	14.08	1.45	9.71	8.42	3.47	13.31
心脏	9.82	0.34	0.96	1.88	1.95	638.24
肝脏	52.12	0.3	10.7	13.42	11.89	2328.83

2. 病例 2(男,57 岁)

(1) 病史:患者 2021 年 7 月体检发现肝右后叶占位,当月至我院进一步诊疗,诊断为肝右叶恶性肿瘤,伴门静脉右支、右肝静脉和下腔静脉癌栓。PIVKA-Ⅱ 2237AU/L,AFP、癌胚抗原(CEA)、糖类抗原 19 - 9(CA19 - 9)均为阴性。2021 年 8 月 6 日起行仑伐替尼(乐卫玛)+ 帕博利珠单抗(可瑞达)联合治疗 4 个周期。2021 年 11 月 22 日复查 PIVKA-Ⅱ 2375 AU/L,AFP 20.2 μg/L。MRI 提示肝内病灶较前进展,遂改为阿替利珠单抗(泰圣奇)+ 贝伐珠单抗(安维汀)治疗 2 个周期。2021 年 12 月 16 日复查 PIVKA-Ⅱ 9075 AU/L,AFP 43.9 μg/L。MRI 及 PET/CT 检查均提示肝右叶恶性肿瘤伴门静脉右支、肝右静脉和下腔静脉癌栓,较前进展。为进一步治疗就诊我科。

（2）诊断：肝右叶恶性肿瘤伴门静脉右支、肝右静脉和下腔静脉癌栓；CNLC ⅢA期，Child-Pugh 分级 A 级。

（3）放疗目的：针对肝内原发病灶及门静脉右支、肝右静脉和下腔静脉癌栓行姑息治疗。

（4）放疗计划：采用螺旋断层放疗引导下放疗技术，单次剂量 2 Gy，放疗总剂量 50 Gy/25 Fx。

（5）靶区勾画：靶区范围根据 MRI 及 PET/CT 影像学表现结合模拟定位 CT（增强 CT + 4DCT）图像上病灶范围进行勾画。

GTV：MRI、PET/CT 及定位 CT 所示肝内病灶及门静脉右支、肝右静脉和下腔静脉癌栓。

ITV：根据 4DCT 各个呼吸时相融合而成。

CTV：因患者病灶范围广且为姑息治疗，综合考虑后将 ITV 作为 CTV，并在靶区靠近危及器官时按解剖结构缩进边界。

PTV：CTV 基础上外扩 3 mm，在靶区靠近危及器官时按解剖结构缩进边界。

（6）靶区及剂量分布：见图 3 - 25～图 3 - 28，表 3 - 6。

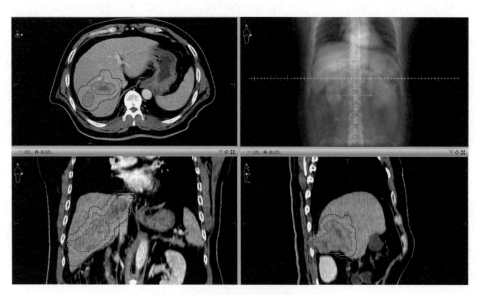

图 3 - 25　等中心点层面靶区示意图

■肿瘤靶区 GTV；■临床靶区 CTV；■计划靶区 PTV。

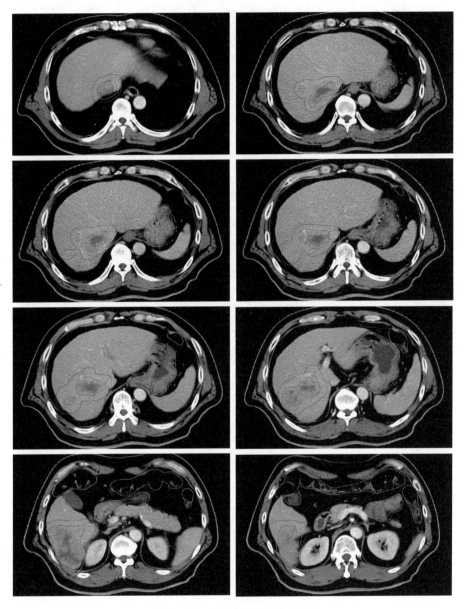

图 3 - 26　放疗靶区勾画断层图

■肿瘤靶区 GTV；■临床靶区 CTV；■计划靶区 PTV。

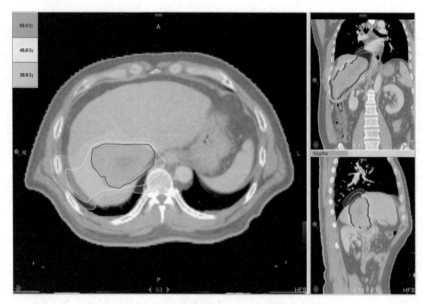

图 3 - 27　螺旋断层放疗计划等剂量分布

蓝色线为 PTV;粉色区为 50 Gy,黄色区为 40 Gy,绿色区为 30 Gy。

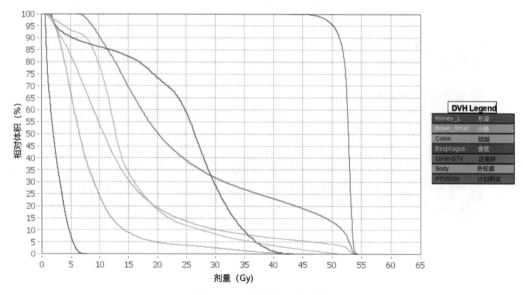

图 3 - 28　剂量-体积直方图

表 3-6 靶区和正常组织受量

名称	最大剂量(Gy)	最小剂量(Gy)	中位剂量(Gy)	平均剂量(Gy)	标准偏差剂量(Gy)	物理体积(cc)
PTV5000	54.54	42.61	52.76	52.48	1.13	534.16
肝	54.54	6.12	24.41	30.2	16.86	1429.08
右肾	50.09	1.34	8.57	12.52	10.86	163.13
左肾	7.65	0.56	1.97	2.35	1.5	193.87
脊柱	27.95	0.91	7.01	10.02	7.71	33.35
胃	51.08	7.87	15.96	17.66	6.4	247.49
小肠	46.84	0.96	6.48	8.2	6.42	297.97
结肠	52.83	0.69	12.84	15.3	9.06	342.1
心脏	53.85	1.59	15.38	18.7	13.02	526.73
食管	42.65	1.59	26.45	24.03	9.99	25.08
正常肝	54.54	6.12	20.17	25.76	14.88	1221.1

（侯佳舟）

参 考 文 献

［1］ MATSUO Y, YOSHIDA K, NISHIMURA H, et al. Efficacy of stereotactic body radiotherapy for hepatocellular carcinoma with portal vein tumor thrombosis/inferior vena cava tumor thrombosis: evaluation by comparison with conventional three-dimensional conformal radiotherapy [J]. J Radiat Res, 2016,57(5):512-523.

［2］ HOU J Z, ZENG Z C, WANG B L, et al. High dose radiotherapy with image-guided hypo-IMRT for hepatocellular carcinoma with portal vein and/or inferior vena cava tumor thrombi is more feasible and efficacious than conventional 3D-CRT [J]. Jpn J Clin Oncol, 2016,46(4):357-362.

［3］ CHU H H, KIM J H, SHIM J H, et al. Chemoembolization plus radiotherapy versus chemoembolization plus sorafenib for the treatment of hepatocellular carcinoma invading the portal vein: a propensity score matching analysis [J]. Cancers, 2020,12(5):1116.

［4］ YOON S M, LIM Y S, WON H J, et al. Radiotherapy plus transarterial chemoembolization for hepatocellular carcinoma invading the portal vein: long-term patient outcomes [J]. Int J Radiat Oncol Biol Phys, 2012,82(5):2004-2011.

［5］ NAKAZAWA T, HIDAKA H, SHIBUYA A, et al. Overall survival in response to sorafenib versus radiotherapy in unresectable hepatocellular carcinoma with major portal vein tumor thrombosis: propensity score analysis [J]. BMC Gastroenterol, 2014,14:84.

［6］ QUE J, WU H C, LIN C H, et al. Comparison of stereotactic body radiation therapy with and without sorafenib as treatment for hepatocellular carcinoma with portal vein tumor thrombosis [J]. Medicine, 2020,99(13):e19660.

［7］ SHUI Y J, YU W, REN X Q, et al. Stereotactic body radiotherapy based treatment for hepatocellular carcinoma with extensive portal vein tumor thrombosis [J]. Radiat Oncol, 2018,13(1):188.

［8］ LEE S J, KIM M, KWAK Y K, et al. MRIguided radiotherapy for PVTT in HCC patients: evaluation of the efcacy and safety [J]. J Cancer Res Clin Oncol, 2022,148(9):2405-2414.

第四节 肝癌腹腔淋巴结转移的放疗

一、概述

肝癌的复发转移病灶最常见于肝内,早年临床诊断伴有淋巴结转移的肝癌并不多见,术中探查发现腹腔淋巴结转移的发生率为 0.8%～7.4%[1,2]。然而,尸解资料显示,淋巴结转移率高达 25%～42%[3]。既往由于肝癌患者有限的生存期,腹腔淋巴结转移常被忽视。近年来,随着医疗技术的进展,肝癌患者的生存时间明显延长,使腹腔淋巴结导致的症状和危害得以显现。我们的回顾性研究总结了腹腔淋巴结转移致死的 4 种原因[4]:①肝门区淋巴结转移压迫胆总管导致梗阻性黄疸,最为常见;②肿大的淋巴结导致幽门梗阻,出现腹痛;③淋巴结压迫下腔静脉出现下腔静脉阻塞,导致下肢水肿和腹水;④偶见腹主动脉旁淋巴结肿大压迫腹腔神经丛,出现麻痹性肠梗阻。上述黄疸、腹痛、下肢水肿与腹胀,也是肝癌患者肝内肿瘤或癌栓进展的症状,如果没有影像学检查参考,很难与腹腔淋巴结转移导致的症状相鉴别。这也造成部分患者未能发现腹腔淋巴结转移,导致机械性压迫未得到及时处理。

目前报道治疗肝癌腹腔淋巴结转移的方法很少,病例数也少。即使通过手术根治清扫转移的淋巴结,患者的预后也很差。这是因为影响患者的生存因素不仅仅是淋巴结,肝内肿瘤控制情况与肝外转移亦是重要的决定因素。腹腔淋巴结转移用介入栓塞或瘤内乙醇注射治疗均不合适,对淋巴结导致梗阻的患者行内支架扩张,诸如胆管内留置支架以缓解梗阻性黄疸,均属姑息性,一般不超过半年就会因肿瘤生长或胆汁淤积再出现梗阻。外放疗是原发性肝癌腹腔淋巴结转移的主要治疗方法,已经从个例报道上升到大宗病例的预后因素分析。近年来不少回顾性研究表明,外放疗对肝癌淋巴结转移安全有效[5-9]。

二、腹腔淋巴结放疗前准备

(1)完善检查,准确分期,明确治疗目的。由于腹腔淋巴结较难获取病理诊断,建议有条件予 PET/CT 或 PET/MRI 检查。

(2)定位及每次放疗前禁食 3 小时以上,以减少胃肠位置的影响。

(3)定位前可口服稀释的造影剂以显示胃肠管腔,尤其是胃窦、十二指肠,有助于区分肝门和胰周部位淋巴结(通常 60% 或 76% 泛影葡胺 10 mL 加 200～250 mL 水稀释,CT 定位前 15～30 分钟口服);相应在每次放疗前同样时间需口服同等量的饮用水,以便和定位时胃的充盈状况基本相符。

（4）采用仰卧位，双手上举过头，使用常规体位固定装置（负压真空垫、热塑膜或发泡胶）。

（5）因腹腔淋巴结前方常有胃肠道存在，压腹可使胃肠道与靶区间距更近，因此通常不建议压腹；若需行立体定向或大分割放疗，可考虑 4DCT 扫描以记录肿瘤在呼吸周期内的轨迹，明确 ITV 边界，或配合呼吸控制技术。

（6）推荐 CT 增强扫描定位：为更好地区分动静脉血管和淋巴结，建议静脉注射造影剂后延迟 50～60 秒进行扫描，以获取静脉相图像。

（7）扫描范围：通常膈顶上 3～5 cm 至髂嵴，根据淋巴结位置调整（如心膈角淋巴结；为评估肺组织受量，有时需将双肺扫全），扫描层厚 2～3 mm。

（8）若患者伴有梗阻性黄疸，需先行内引流或外引流，再予定位放疗。

三、靶区定义和勾画

（一）大体肿瘤靶区

（1）GTV 包括可见的转移淋巴结（GTVnd），建议在定位增强 CT 的静脉相勾画，若另有 MRI 或 PET/CT 检查，可将上述检查的图像与定位 CT 进行融合并勾画靶区。

（2）对肝内存在原发灶且肿瘤碘油沉积不满意者：若病灶局限或邻近需照射的转移淋巴结，患者东部肿瘤协作组（ECOG）评分 0～1 分、Child-Pugh 分级 A 级且无其他未控的远处转移，建议靶区包括肝内病灶，另行勾画 GTVliver，具体勾画方法见"肝内病灶"章节。

（二）临床靶区

（1）CTV 通常为 GTVnd 外放 3～5 mm，遇自然解剖屏障调整收回。

（2）对于肝内病灶未控，或存在肝外广泛转移的患者，治疗以姑息减症为目的，CTV 除可见淋巴结外，通常无须预防淋巴引流区。若为寡转移，具备立体定向放疗条件，亦不勾画淋巴引流区。

（3）若肝内病灶控制良好，如完全切除或消融，或介入后碘油沉积良好，MRI 或 PET/CT 未见活性；或肝内病灶局限，具备同时根治剂量放疗的条件，则建议 CTV 包括累及部位周围及其下一站的淋巴结引流区。

（4）既往的研究将肝癌腹腔淋巴结最常见的转移部位大致分为 3 区，即肝门区、胰周和腹主动脉旁淋巴结，且发现多数肝癌患者腹腔淋巴结依次由近及远向下一站转移。由此建议：若肝门区淋巴结转移，CTV 应包括胰周淋巴结；若胰周淋巴结转移，CTV 应包括腹主动脉旁淋巴结引流区[4]。

（5）除腹腔淋巴结转移外，左锁骨上淋巴结、纵隔淋巴结（气管旁、隆突下等），以及通过肝脏被膜淋巴引流，转移到心膈角、心包后方、内乳区或胸骨后，偶见腹腔淋巴结逆行向下播散，转移到腰椎或骶椎前方的淋巴结。这些非常见转移途径的淋巴结转移，若为寡转移,或引起局部压迫症状,也可给予放疗,但通常无须包括淋巴引流区。

（三）计划靶区

若定位采用 4DCT 扫描勾画 ITV,或治疗时采取呼吸控制技术及图像引导,PTV 为 ITV 或 CTV 外扩 3～5 mm。否则,建议 CTV 外扩 5～10 mm,尤其是头足方向。

由于肝癌腹腔淋巴结转移的放疗尚缺乏前瞻性大样本的研究,因此有关靶区勾画的证据级别较低,均为单中心的经验,多数文献中并无详细描述,尤其是 CTV 是否包括周围淋巴区域,目前没有头对头的对照研究。

上述靶区定义和勾画推荐为本中心总结的经验,供参考。

四、放疗技术选择和照射剂量

腹腔淋巴结通常邻近肝、肾、胃、肠等重要的剂量限制器官,调强放疗技术与三维适形放疗相比,对于正常组织的保护有明显优势,是目前多数放疗中心采用的主流技术。对于腹腔淋巴结寡转移的患者,建议有条件优先选择图像引导下的 SBRT 或低分割放疗,相对于常规分割的调强和适形放疗,SBRT 和低分割放疗可以提高放疗剂量,从而提高局部控制率,改善患者的预后[10,11]。

放疗剂量的确定应根据多种因素综合考虑。①肿瘤因素:如肝内肿瘤控制情况、有无其他远处转移、与空腔脏器间隔的距离;②患者因素:如体力状况评分及对治疗的反应;③治疗因素:如是否同步接受化疗、靶向治疗、免疫治疗或介入栓塞等,放射野的大小及放疗技术的不同。如果肝内肿瘤控制好,无其他多发远处转移,ECOG 评分 0～1 分,预期患者可以存活时间较长者,针对 GTV 的放疗剂量可以尽量提高（$BED \geqslant 60$ Gy_{10}, $\alpha/\beta = 10$),但须注意胃肠道剂量限制;若同时病灶局限,且与空腔脏器间隔有一定距离（$\geqslant 1$ cm),可采用辅助呼吸控制图像引导下的 SBRT 技术或大分割放疗,给予 BED $\geqslant 75$ Gy_{10} 的根治剂量。若放疗中患者恶心、呕吐症状重,或血细胞、肝功能出现$\geqslant 3$ 级的毒性反应,应适当调整减少放疗剂量（表 3-7）。

表 3-7　放疗技术选择与推荐剂量

治疗技术	适用情况	推荐剂量
SBRT 或低分割	肝内肿瘤控制好的寡转移灶,且与空腔脏器间隔$\geqslant 1$ cm	GTV:$BED \geqslant 75$ Gy_{10}（7.5 Gy×6 次,或 5.5 Gy×9 次[10],或 5 Gy×10 次,或 3 Gy×20 次）
常规分割高姑息	肝内肿瘤可控,且无其他多发远处转移,ECOG 评分 0～1 分,预期存活时间较长	GTV:$BED \geqslant 60$ Gy_{10}[7]（2.0～2.3 Gy×25～30 次）CTV:通常 $EQD_2 = 45$ Gy 左右
姑息减症	肝内病灶未控,或存在肝外广泛转移,局部症状明显	GTV:$BED < 60$ Gy_{10}（1.8～2.0 Gy×20～25 次,或 3 Gy×10 次）

五、靶区勾画示例

1. 病例 1:可见肝内病灶 + 可见腹腔淋巴结 + 引流区

(1) 简要病史:患者,男,42 岁。2009 年 12 月 10 日因原发性肝癌在我院行肝右叶部分切除手术。术后病理诊断:肝细胞癌,分化Ⅱ级。2012 年 9 月 28 日和 2013 年 9 月 26 日因肝右叶局部复发,曾行 2 次射频消融治疗。消融后随访 MRI,肿瘤完全缓解。2014 年 2 月,患者出现腰酸、腰痛,MRI 检查发现肝内病灶复发,腹膜后多发淋巴结转移(图 3 - 29 A~E)。遂于 2014 年 2 月 26 日至我科就诊。

(2) 放疗目的:考虑到患者较年轻,体力状况良好,完善全身检查。除肝右叶内局限复发灶和腹腔淋巴结,无其他远处转移证据,预期生存时间>6 个月,科内讨论可予高姑息放疗。

(3) 放疗计划和经过:于 2014 年 3 月 3 日至 4 月 4 日在我科接受螺旋断层放疗,肝内病灶予 57.5 Gy/25 Fx,腹腔淋巴结予 55 Gy/25 Fx,淋巴引流区予 45 Gy/25 Fx。放疗期间消化道反应 1 级。患者腰酸、腰痛症状完全缓解。放疗结束 2 个月随访 MRI,影像学上病灶完全缓解(图 3 - 29 F~J)。

(4) 靶区勾画:GTV 为可见肝内病灶(GTVliver)和腹腔淋巴结(GTVnd);CTV 包括肝门、胰周和腹主动脉旁淋巴引流区;PTV5750 为 GTVliver 头脚方向外放 1 cm,四周外放 5 mm;PTV5500 为 GTVnd 均匀外放 3 mm,避小肠;PTV4500 为 CTV 外放 3 mm。

(5) 靶区和剂量分布:见图 3 - 30~图 3 - 32。

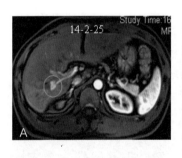
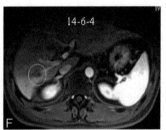
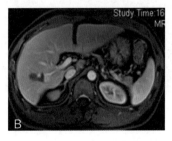
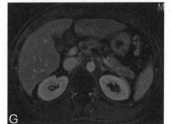

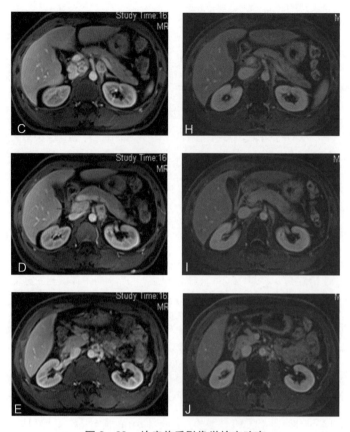

图 3 - 29　放疗前后影像学检查改变

　　A～E. 2014 年 2 月 25 日放疗前 MRI 检查图像,黄色圈内为肝内病灶,红色箭头示肝门、胰周、后腹膜多发转移淋巴结;F～J. 2014 年 6 月 4 日放疗后 2 个月复查 MRI,病灶完全缓解。

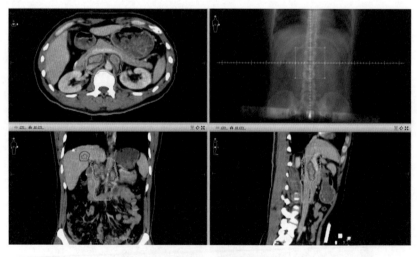

图 3 - 30　等中心点层面靶区示意图

　　■肝内肿瘤靶区 GTVliver;■淋巴结肿瘤靶区 GTVnd;■临床靶区 CTV ;■计划靶区 PTV5750;■计划靶区 PTV5500;■计划靶区 PTV4500。

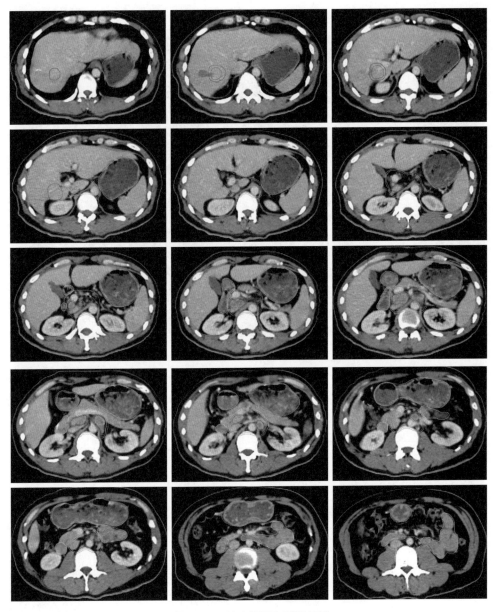

图3-31　放疗靶区勾画断层图

■肝内肿瘤靶区GTVliver;■淋巴结肿瘤靶区GTVnd;■临床靶区CTV;■计划靶区PTV5750;■计划靶区PTV5500;■计划靶区PTV4500;■小肠;■胃。

(6) 危及器官及剂量限制:脊髓 D_{max} <4 500 cGy(实际 3 683 cGy);双肾 D_{mean} <1 500 cGy,V20<33%(实际左肾 997 cGy/19%,右肾 1 315 cGy/23%);肝脏 D_{mean} <2 300 cGy,V30<40%(实际 1 884 cGy/24%);胃 V50<1 mL,V30<50%(实际 0/18%);小肠 V54<1 mL,V50<10 mL(实际 0.23 mL/1.76 mL)(图3-33,表3-8)。

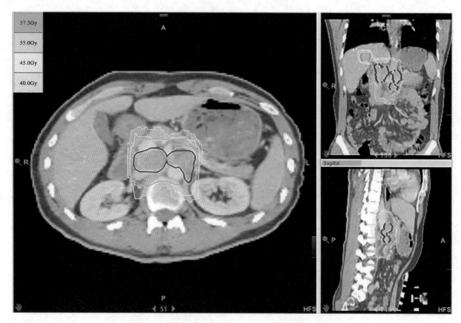

图 3-32　螺旋断层放疗计划等中心层面剂量分布

深蓝色线为 PTV5500，靛青色线为 PTV4500；粉色区为 57.5 Gy；淡绿色区为 55 Gy；淡黄色区为 45 Gy。

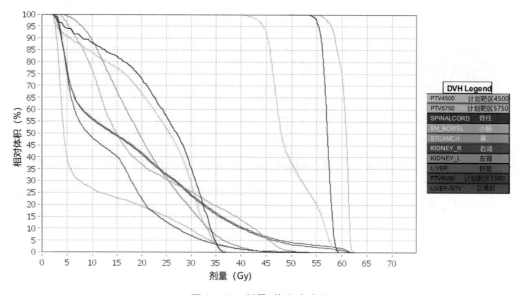

图 3-33　剂量-体积直方图

表 3-8　靶区和正常组织受量

名称	最大剂量(Gy)	最小剂量(Gy)	中位剂量(Gy)	平均剂量(Gy)	标准偏差剂量(Gy)	物理体积(cc)
PTV4500	59.47	33.18	47.97	49.68	4.41	355.34
PTV5750	62.43	53.97	60.79	60.38	1.25	25.73
PTV5500	59.47	49.14	57.07	57.02	1	51.81
脊柱	36.83	2.35	27.05	24.28	9.3	37.14
小肠	56.6	3.13	14.84	20.25	13.19	176.91
胃	48.4	3.6	19.36	20.63	9.05	766.01
左肾	56.33	2.75	9.16	13.15	9.81	156.2
右肾	51.02	1.88	4.33	9.97	10.74	171.5
肝脏	62.43	1.74	14.54	18.84	15.37	1155.12
正常肝	62.43	1.71	14.14	18.47	14.95	1179.27

2. 病例 2:可见腹腔淋巴结

（1）简要病史:与病例 1 为同一病例,患者首程放疗后 1 年,于 2015 年 4 月 1 日随访 MRI,发现门腔静脉间隙淋巴结(图 3-34A)和肠系膜根部转移淋巴结(图 3-34C)肿大伴有血供,随后 PET/CT 显示这两处淋巴结糖代谢升高(图 3-34B、D),余未见肝内复发及其他远处转移。

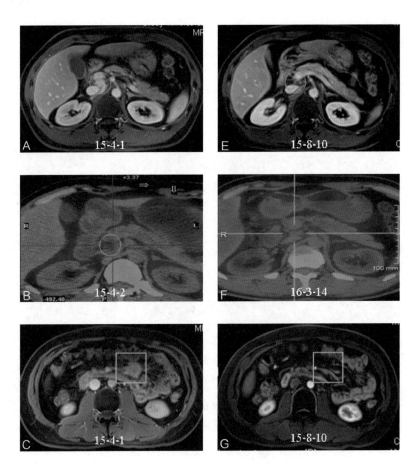

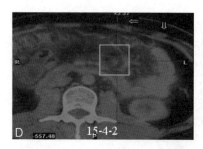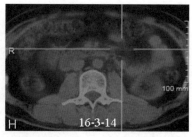

图 3 - 34　放疗前后影像学检查改变

　　A～D.放疗前影像学检查可见门腔静脉间隙淋巴结肿大(绿色圆圈所示)和肠系膜根部淋巴结肿大(黄色方框所示)。A 和 C 为 2015 年 4 月 1 日 MRI 图像;B 和 D 为 2015 年 4 月 2 日 PET/CT 图像。E～H.放疗后影像学复查两处病灶完全缓解:E 和 G 为 2015 年 8 月 10 日放疗后 3 个月复查的 MRI 图像;F 和 H 为 2016 年 3 月 14 日放疗后 10 个月随访的 PET/CT 图像。

　　(2) 放疗目的:考虑到患者体力状况良好,目前仅有 2 枚淋巴结寡转移灶,与首程放疗间隔>1 年,经讨论予姑息再程放疗。

　　(3) 放疗计划和经过:患者 2015 年 4 月 8 日在我科接受螺旋断层放疗,处方剂量为 50 Gy/25 Fx。放疗期间无明显不适反应。放疗后 3 个月随访 MRI,转移淋巴结消失(图 3 - 34E、G)。放疗后 10 个月随访 PET/CT,肿大的淋巴结不再显示糖代谢增强(图 3 - 34F、H)。

　　(4) 靶区勾画:由于门腔静脉间隙淋巴结位于既往照射野内,肠系膜根部淋巴结位于原照射野下界边缘,再程放疗靶区宜尽量局限,因此仅以 2 枚可见淋巴结为 GTV,不再包括淋巴引流区,PTV 为 GTV 均匀外放 5 mm,避开十二指肠 5 mm。

　　(5) 靶区和剂量分布:见图 3 - 35～图 3 - 37。

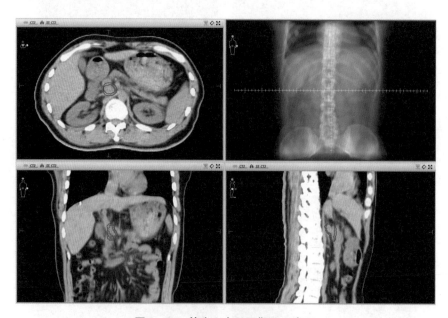

图 3 - 35　等中心点层面靶区示意图

■肿瘤靶区 GTV1/GTV2;■计划靶区 PTV5000。

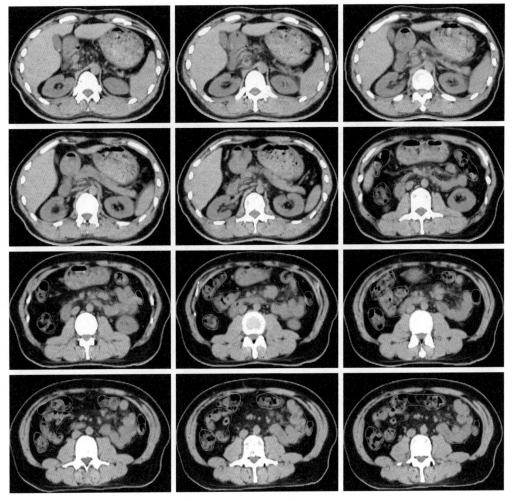

图 3 - 36 各层靶区勾画

■肿瘤靶区 GTV1/GTV2；■计划靶区 PTV5000；■小肠；■胃。

（6）危及器官及剂量限制：脊髓 D_{max}＜2 000 cGy（实际 1 674 cGy）；双肾 D_{mean}＜500 cGy（实际左肾 406 cGy，右肾 431 cGy）；肝脏 D_{mean}＜500 cGy（实际 378 cGy）；胃 V45＜1 mL，V30＜5%（实际 0.7 ml/1.5%）；结肠 V45＜1 mL（实际 0.85 ml）；小肠 V45＜1 mL，V40＜5 mL（实际 0.3 mL/2.65 mL）（图 3 - 38，表 3 - 9）。

3. 病例 3：可见腹腔淋巴结 + 引流区

（1）简要病史：患者，男，41 岁。2021 年 1 月 25 日因原发性肝癌在外院行肝Ⅶ段切除术 + 微波固化 + 腹腔灌注化疗。术后病理诊断：肝脏中至低分化胆管细胞癌。术后当地接受靶向和免疫治疗。2021 年 12 月 13 日我院查血 AFP 异质体 15.2%↑，AFP阴性。2021 年 12 月 14 日我院 PET/CT 检查提示腹主动脉左旁平肾门水平见糖代谢

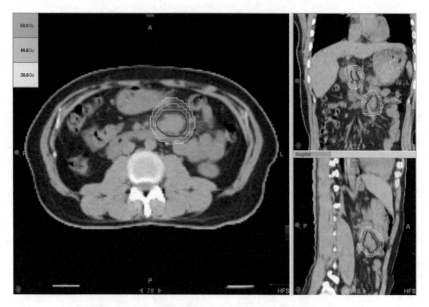

图3-37 螺旋断层放疗计划等中心层面剂量分布

深蓝色线为PTV5000；粉色区为50 Gy，淡绿色区为40 Gy，淡黄色区为30 Gy。

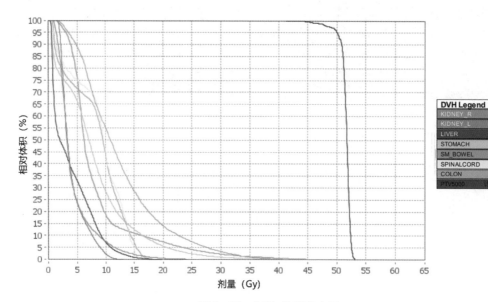

DVH Legend	
KIDNEY_R	右肾
KIDNEY_L	左肾
LIVER	肝脏
STOMACH	胃
SM_BOWEL	小肠
SPINALCORD	脊柱
COLON	结肠
PTV5000	计划靶区

图3-38 剂量-体积直方图

表 3 - 9　靶区和正常组织受量

名称	最大剂量(Gy)	最小剂量(Gy)	中位剂量(Gy)	平均剂量(Gy)	标准偏差剂量(Gy)	物理体积(cc)
PTV5500	53.08	41.26	51.74	51.54	1.05	39.99
脊柱	16.74	0.82	9.61	8.77	4.53	41.03
小肠	46.4	1.4	10.83	12.42	7.35	406.94
胃	48.45	0.39	6.99	7.93	6.57	843.67
左肾	12.83	1.36	3.29	4.06	2.15	170.45
右肾	25.82	0.89	3.21	4.31	3.36	163.11
肝脏	19.76	0.33	1.95	3.78	3.68	1136.98
结肠	48.81	1.18	6.14	8.37	6.64	257.45

异常增高的肿大淋巴结,大小约为 25.9 mm×15.7 mm,考虑为腹膜后淋巴结转移,癌灶糖代谢活跃(图 3 - 39);肝脏右后叶病灶基本失活,余肝脏实质内未见明显糖代谢异常增高灶。

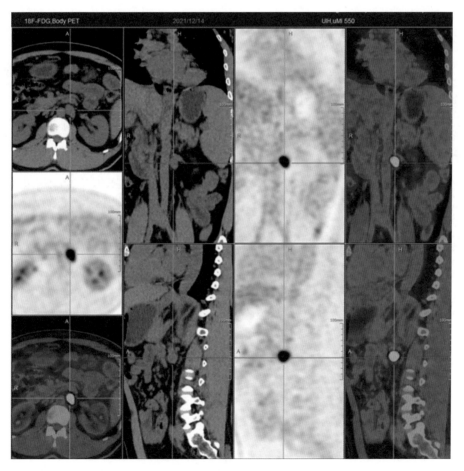

图 3 - 39　放疗前 PET/CT 检查图像

　　腹主动脉左旁平肾门水平见糖代谢异常增高的肿大淋巴结,大小约为 25.9 mm×15.7 mm,平均 CT 值约为 34.5 Hu,最大 SUV 值约为 16.4。

（2）放疗目的：考虑到患者较年轻，体力状况良好，完善全身检查除腹腔淋巴结寡转移外，无其他远处转移证据；既往无腹部放疗史，预期生存时间>6个月，科内讨论可予低分割根治剂量放疗。由于为胆管细胞癌，故予预防相应层面后腹膜淋巴引流区。

（3）放疗计划和经过：患者2022年1月4日～28日在我科接受螺旋断层放疗，淋巴引流区予46 Gy/20 Fx，腹腔淋巴结同步推量予60 Gy/20 Fx。放疗期间无明显消化道反应。放疗后6周当地复查MRI，提示左肾门水平淋巴结明显缩小，大小约11 mm×6 mm。

（4）靶区勾画：GTV为可见腹腔淋巴结；CTV包括可见淋巴结上下1 cm节段内的腹腔干周围、肠系膜上动脉周围、胰头前后方和腹主动脉旁淋巴引流区；PTV6000为GTV外放5 mm，避肠5 mm；PTV4600为CTV外放3 mm。

（5）靶区和剂量分布：见图3-40～图3-42。

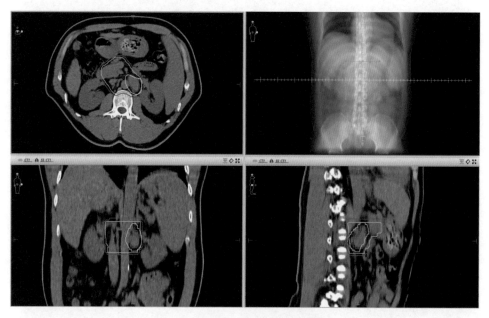

图3-40 等中心点层面靶区示意图

■肿瘤靶区 GTVTV；■临床靶区 CTV；■计划靶区 PTV6000；■计划靶区 PTV4600。

（6）危及器官及剂量限制：脊髓 D_{max}<4 200 cGy（实际4 022 cGy）；双肾 D_{mean}<1 500 cGy，V20<33%（实际左肾1 041 cGy/11%，右肾1 163 cGy/12%）；肝脏 D_{mean}<1 800 cGy，V30<30%（实际411 cGy/0.5%）；胃 V48<1 mL，V30<50%（实际0/27%）；结肠 V48<1 mL（实际0）；小肠 V50<1 mL，V44<120 mL（实际0.9 mL/24.5 mL）（图3-43，表3-10）。

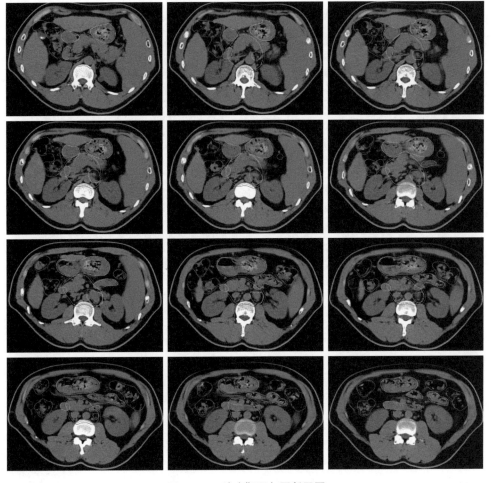

图 3 - 41　放疗靶区勾画断层图

■肿瘤靶区 GTVTV；■临床靶区 CTV；■计划靶区 PTV6000；■计划靶区 PTV4600；■小肠；■胃；
■结肠。

4. 病例 4：可见心膈角淋巴结

（1）简要病史：患者，男，39 岁。2019 年 8 月 6 日因原发性肝癌在外院行肝中叶切除术。病理诊断：肝细胞癌。术后先后行 TACE 3 次及仑伐替尼靶向和卡瑞利珠单抗免疫治疗。2020 年 6 月 22 日因随访 AFP 进行性升高，外院 MRI 提示肝左内叶复发，于我院行微波消融治疗。2020 年 11 月 4 日我院 MRI 检查提示肝恶性肿瘤综合治疗后改变，肝内未见明确活性灶，局部肝内胆管扩张；右心膈角见明显肿大淋巴结，大小为 49 mm×34 mm（图 3 - 44A、B）。

（2）放疗目的：考虑到患者较年轻，体力状况佳，完善全身检查，肝内病灶控制良好，除心膈角淋巴结寡转移外，无其他远处转移证据；既往无腹部放疗史。预期生存时间＞

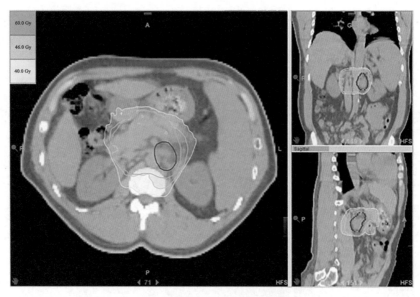

图3-42　螺旋断层放疗计划等中心层面剂量分布

深蓝色线为PTV6000,靛青色线为PTV4600;粉色区为60 Gy,淡绿色区为46 Gy,淡黄色区为40 Gy。

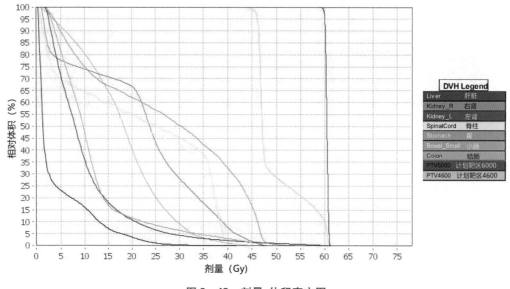

图3-43　剂量-体积直方图

6个月,科内讨论可予低分割根治剂量放疗。由于心膈角淋巴结的下一站淋巴引流区并不明确,故仅针对明确可见淋巴结和周围可疑软组织影予以照射,不予预防后腹膜或纵隔淋巴引流区。

(3) 放疗计划和经过:患者于2020年12月1日至2021年1月11日,在我科接受

表 3 – 10　靶区和正常组织受量

名称	最大剂量(Gy)	最小剂量(Gy)	中位剂量(Gy)	平均剂量(Gy)	标准偏差剂量(Gy)	物理体积(cc)
PTV6000	61.25	58.79	60.46	60.46	0.28	27.04
PTV4600	61.25	39.74	47.07	49.87	5.1	270.87
脊柱	40.22	0.71	25.32	21.55	15.47	23.25
小肠	53.64	1.43	30.28	27.13	15.97	120.82
胃	47.86	0.95	23.8	21.81	13.26	317.11
左肾	61.09	1.78	8	10.41	9	155.08
右肾	47.86	1.91	9.69	11.63	8.94	165.12
肝脏	41.51	0.34	1.32	4.11	5.9	1383.24
结肠	45.34	1.01	18.29	18.11	8.71	266.32

调强放疗,考虑到心脏和膈肌动度,采用 4DCT 定位扫描,结合腹部加压技术,右心膈角可见淋巴结予 60 Gy/20 Fx,周围可疑软组织影予 48 Gy/20 Fx。放疗期间无明显不良反应。放疗后 10 个月复查 MRI 可见右心膈角稍大淋巴结,大者约 15 mm×6 mm(图 3 – 44 C、D)。

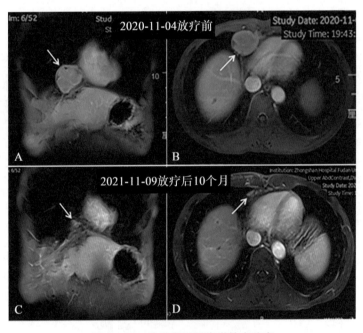

图 3 – 44　放疗前后影像学检查改变

A、B. 2020 年 11 月 4 日放疗前 MRI 检查可见心膈角肿大淋巴结(白色箭头所示)。A. 冠状面;B. 横断面;C、D. 2021 年 11 月 9 日放疗后 10 个月 MRI 复查可见心膈角淋巴结明显缩小(白色箭头所示);C. 冠状面;D. 横断面。

(4) 靶区勾画:GTV 为明确可见心膈角淋巴结;CTV 为 GTV 外扩 3 mm,并包括周围可疑软组织影;ITV 为在 4DCT 扫描吸气末和呼气末两个时相勾画可见心膈角淋巴结,并与 GTV 融合生成;PTV6000 为 ITV 外放 5 mm;PTV4800 为 CTV 外放 3 mm,并包括 PTV6000 外 5 mm。

（5）靶区和剂量分布：见图 3-45～图 3-47。

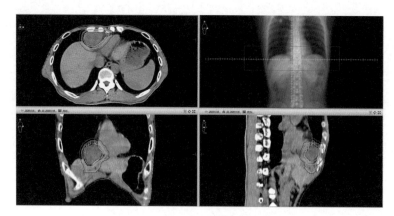

图 3-45　等中心点层面靶区示意图

■肿瘤靶区 GTV；■内靶区 ITV；■临床靶区 CTV；■计划靶区 PTV6000；■计划靶区 PTV4800。

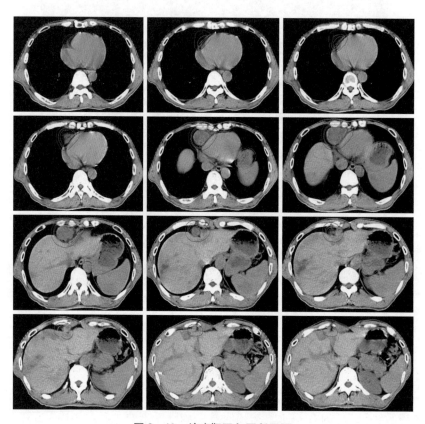

图 3-46　放疗靶区勾画断层图

■肿瘤靶区 GTV；■内靶区 ITV；■临床靶区 CTV；■计划靶区 PTV6000；■计划靶区 PTV4800；■食管；■胃。

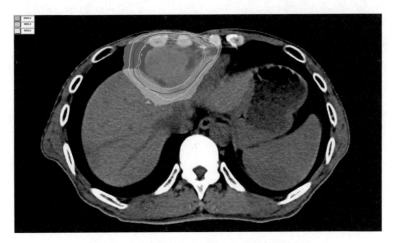

图 3-47 调强放疗计划等中心层面剂量分布

靛青色线为 PTV6000,深蓝色线为 PTV4800;粉色区为 60 Gy,淡绿色区为
48 Gy,淡黄色区为 40 Gy。

(6) 危及器官及剂量: 脊髓 D_{max} < 4 200 cGy(实际 367.6 cGy);心脏 D_{mean} <
1 500 cGy,V40 < 10%,V30 < 30%(实际 1 366 cGy/9.5%/14%);肝脏 D_{mean} <
1 500 cGy,V30<40%(实际 1 402.5 cGy/12%);胃 V48<1 mL,V30<50%(实际 0/
0);食管 V48<1 mL(实际 0);双肺 D_{mean} < 1 000 cGy,V20<20%,V5<50%(实际
431.7 cGy/5%/24%)(图 3-48,表 3-11)。

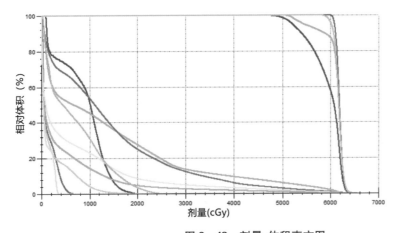

Color	Structure Name	
	GTV	肿瘤靶区
	CTV	临床靶区
	PTV6000	计划靶区
	PTV4800	计划靶区
	SPINALCORD	脊柱
	LIVER	肝脏
	KIDNEY_L	左肾
	STOMACH	胃
	HEART	心脏
	ESOPHAGUS	食管
	LUNG_L	左肺
	LUNG_R	右肺
	LUNG	双肺

图 3-48 剂量-体积直方图

表 3 - 11　靶区和正常组织受量

名称	最大剂量(Gy)	最小剂量(Gy)	平均剂量(Gy)	物理体积(cc)
PTV6000	65.378	56.713	61.677	95.1
PTV4800	65.378	45.545	59.314	178.857
脊柱	3.676	0.035	0.947	38.571
食管	20.017	0.803	8.74	13.494
胃	25.986	0	6.774	368.334
左肾	7.516	0.133	1.445	156.99
双肺	65.378	0	4.317	4129.86
肝脏	64.29	0.109	14.025	1158.564
心脏	63.6	0.25	13.664	617.538

（孙　菁）

参 考 文 献

［1］ SUN H C, ZHUANG P Y, QIN L X, et al. Incidence and prognostic values of lymph node metastasis in operable hepatocellular carcinoma and evaluation of routine complete lymphadenectomy ［J］. J Surg Oncol, 2007,96(1):37 - 45.

［2］ KOBAYASHI S, TAKAHASHI S, KATO Y, et al. Surgical treatment of lymph node metastases from hepatocellular carcinoma ［J］. J Hepatobiliary Pancreat Sci, 2011,18(4):559 - 566.

［3］ WATANABE J, NAKASHIMA O, KOJIRO M. Clinicopathologic study on lymph node metastasis of hepatocellular carcinoma: A retrospective study of 660 consecutive autopsy cases ［J］. Jpn J Clin Oncol, 1994,24(1):37 - 41.

［4］ ZENG Z C, TANG Z Y, FAN J, et al. Consideration of role of radiotherapy for lymph node metastases in patients with HCC: Retrospective analysis for prognostic factor from 125 patients ［J］. Int J Radiat Oncol Biol Phys, 2005,63(4):1067 - 1076.

［5］ PARK Y J, LIM D H, PAIK S W et al. Radiation therapy for abdominal lymph node metastasis from hepatocellular carcinoma ［J］. J Gastroenterol, 2006,41(11):1099 - 1106.

［6］ LEE D Y, PARK J W, KIM T H et al. Prognostic indicators for radiotherapy of abdominal lymph node metastases from hepatocellular carcinoma ［J］. Strahlenther Onkol, 2015,191(11): 835 - 844.

［7］ WEE C W, KIM K, CHIE E K et al. Prognostic stratification and nomogram for survival prediction in hepatocellular carcinoma patients treated with radiotherapy for lymph node metastasis ［J］. Br J Radiol, 2016,89(1065):20160383.

［8］ KIM Y, PARK H C, YOON S M, et al. Prognostic group stratification and nomogram for predicting overall survival in patients who received radiotherapy for abdominal lymph node metastasis from hepatocellular carcinoma: a multi-institutional retrospective study (KROG 15 - 02) ［J］. Oncotarget, 2017,8(55):94450 - 94461.

［9］CHEN Y X, ZENG Z C, FAN J, et al. Defining prognostic factors of survival after external beam radiotherapy treatment of hepatocellular carcinoma with lymph node metastases［J］. Clin Transl Oncol, 2013,15(9):732-740.

［10］MATOBA M, TSUCHIYA H, KONDO T, et al. Stereotactic body radiotherapy delivered with IMRT for oligometastatic regional lymph node metastases in hepatocellular carcinoma: a single-institutional study［J］. J Radiat Res, 2020,61(5):776-783.

［11］ZHANG H G, CHEN Y X, HU Y, et al. Image-guided intensity-modulated radiotherapy improves short-term survival for abdominal lymph node metastases from hepatocellular carcinoma［J］. Ann Palliat Med, 2019,8(5):717-727.

第五节　肾上腺转移放疗

一、概述

肾上腺转移是肝癌最常见的转移部位之一，尸检发现肝癌患者肾上腺转移率达 8%，占肝外转移的 12%，在肺、淋巴结、骨转移之后，居第 4 位。

二、放疗目的

对于伴有远处转移的肝癌，传统的放疗只能是姑息性的。肾上腺转移通常不会直接导致患者死亡，但多数患者伴有乏力、腹胀、腰酸、厌食等症状，影响患者的营养及体力状态，放疗可以通过缩小肿瘤来减轻局部压迫，达到改善患者生活质量的目的。随着放疗设备的进步，根治性放疗的定义也发生了改变。我们认为，根治性放疗必须具备以下 3 个条件：①临床可见的肿瘤病灶必须达到根治性的放疗剂量，并且能够预防亚临床灶；②放射野外没有可见病灶；③不能出现严重的并发症。我们现在仍不清楚肾上腺转移灶的根治剂量是多少，因此对于肾上腺寡转移的患者能否达到根治性放疗仍不确定。SBRT 的出现，使肾上腺转移达到根治剂量成为可能。系统性回顾[1]基于 2009—2019 年 39 项肾上腺转移的 SBRT 研究显示，局部控制率与放疗剂量显著相关，BED_{10} 达到 100 Gy 时的 2 年局部控制率达到 85.6%，且没有严重的不良反应。

三、放疗技术

对于不同放疗条件的单位，放疗技术不尽相同。建议行三维适形放疗或调强放疗，推荐采用带有图像引导的放疗设备。

1. 体位固定与 CT 模拟定位　必须在治疗体位行 CT 扫描，根据预设治疗技术（常规分割或 SBRT）选取固定装置（如真空垫或发泡垫等）进行体位固定。建议在定位 CT 前禁食 2 小时以减少胃肠道充盈状态的影响。对于病灶紧贴胃肠道及 SBRT 患者,建议行扫描时口服造影剂以增强胃肠道对比。患者通常取仰卧位,双手上举高于头顶,平静呼吸状态下行 CT 扫描。因肾上腺转移灶轮廓通常较清晰,CT 平扫一般能准确勾画。对于部分病灶与同周围脏器存在粘连或边界不清者,推荐行增强 CT 扫描。肾上腺受呼吸运动及内脏推移影响,存在三维方向的位移。研究[2]显示自由呼吸状态下三维方向位移分别为:左右方向 3.4±2.2 mm,头脚方向 9.5±5.5 mm,前后方向 3.8±2.0 mm。因此推荐行呼吸运动管理措施(如腹部加压、主动呼吸控制、呼吸门控技术等),以减少因呼吸运动产生的靶区移动。拟行 SBRT 的患者推荐予 4DCT 扫描,可以提供时间向量,更加准确地了解肾上腺在呼吸周期中的位移情况。

2. 靶区勾画　以 CT 所见肾上腺病灶为 GTV,通常情况下 CTV 无须外扩,如肾上腺与周围组织有粘连,可将 GTV 外扩 2～4 mm 作为 CTV。PTV 根据各单位所测量的摆位误差及有无呼吸运动管理措施进行不同程度的外扩。未行呼吸运动管理者,推荐头脚方向外扩 10～15 mm,其余方向外扩 4～6 mm;有呼吸运动管理者,推荐头脚方向外扩 5～10 mm,其余方向外扩 3～5 mm;如行 4DCT 扫描者,推荐行 10 个呼吸时相的重建(包括吸气末和呼气末),得出 ITV(图 3 - 49)。

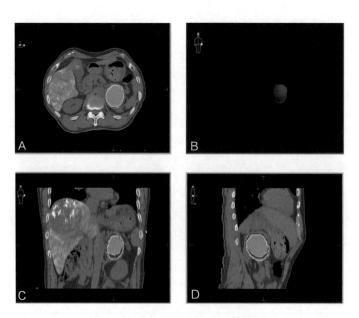

图 3 - 49　经 4DCT 融合后的靶区图

■自由呼吸状态下平扫的 GTV;■ In00%、■ In20%、■ In40%、■ In60%、■ In80%、■ In100%、■ Ex80%、■ Ex60%、■ Ex40%、■ Ex20%——10 个时相的 GTV;■图像融合后的 ITV。

3. 放疗剂量　常规分割放疗:姑息放疗一般建议给予 BED_{10} 60~72 Gy[3,4]。由于多数肝癌肾上腺转移的患者合并肝内或其他部位活性病灶,因此作为姑息治疗手段,应以确保重要危及器官的安全为前提,可酌情减量,但不建议剂量低于 BED_{10} 48 Gy。

4. SBRT　技术的进步使大剂量短疗程的放疗成为可能,但也带来了许多问题。回顾过去 10 余年关于肾上腺转移的 SBRT 研究报道(不限于肝癌原发)[5-9],很少有采用相同放疗剂量分割方案的,剂量 18~75 Gy,分割方式 1~22 次。有学者[1]参考 L-Q 模式,采用生物等效剂量($BED10$, $\alpha/\beta = 10$)进行近似统一,发现 BED_{10} 在 60、80、100 Gy 的 1 年局部控制率为 70.5%、84.8%、92.9%,2 年局部控制率为 47.8%、70.1%、85.6%。可见更高的放疗剂量能带来更好的局部控制,但究竟怎样的分割方式最合理,目前仍未有答案。有图像引导技术的单位,可在保证安全的前提下采用 SBRT。

四、靶区勾画示例

病例 1(男,66 岁)

2013 年 6 月因"肝占位"我院行"肝右叶部分切除术",肿瘤位于Ⅷ段,大小约 4 cm×4.5 cm×5 cm,单结节,边界清,包膜完整,无子灶。病理诊断:肝细胞癌,Ⅱ级。AFP 阴性。

2014 年 9 月因"肝右叶复发"我院行"肝右叶部分切除术",肿瘤位于Ⅵ段,直径 2 cm,单结节,边界清,有包膜,无子灶。病理诊断:肝细胞癌,Ⅱ级。AFP 阴性。

2015 年 5 月肝内新生多个复发灶,于 2015 年 5 月、2015 年 7 月、2015 年 11 月行 3 次 TACE。AFP 阴性。

2015 年 11 月肝内病灶稳定,但患者腰背部酸痛,复查 MRI 示左肾上腺转移瘤。

经讨论后予行姑息放疗,采用 4DCT 扫描,在各呼吸时相勾画肾上腺转移灶,融合成为 ITV,外扩 3 mm 形成 PTV,调强放疗采用常规分割,予肿瘤剂量 50 Gy/25 Fx,每周 5 次(图 3-50~图 3-52)。

靶区剂量-体积直方图和剂量分布:见图 3-53,表 3-12。

患者在完成放疗后症状明显好转,至放疗后 2 个月随访时腰背部酸痛完全缓解,行 MRI 检查见左肾上腺转移灶明显缩小。之后随访中腰背部酸痛也得到长期的缓解(图 3-54)。

五、思考

回顾该病例,我们可以从如下几个方面进行思考。

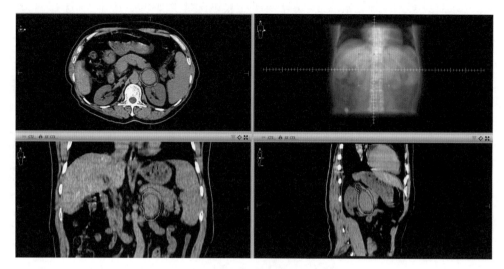

图 3‐50   等中心点层面靶区示意图

■肿瘤靶区 GTV;■内靶区 ITV;■计划靶区 PTV5000。

1. 放疗指征   肝癌肾上腺转移绝大多数缺乏病理诊断,通常需要结合影像学检查、实验室检查及患者临床症状确诊。该患者 MRI 及 CT 检查均考虑左肾上腺转移瘤,患者有腰背部酸痛症状,虽然当时无肿瘤标志物升高,但结合既往史可知该患者为 AFP 阴性肝癌,因此,肾上腺转移临床诊断可成立,存在放疗指征。事实上,放疗后的随访结果也显示病灶显著退缩,可作为诊断性放疗的佐证。

2. 放疗目的   既往研究显示[10],肝外转移并非肝癌患者的主要死因,全部肝外转移在直接死因中占比<10%。因此,放疗的目的绝大多数情况下均为姑息放疗。放疗的时机选择也很重要,该病例肾上腺的放疗选择在其肝内病灶稳定,且有相关临床症状的时候进行,起到了缓解症状的效果。

3. 放疗范围、剂量与技术   考虑到肾上腺受呼吸运动影响,该病例采用 4DCT 扫描,勾画各个呼吸时相 GTV 并融合图像得到 ITV,采用常规分割的调强放疗。由于部分肾上腺组织与小肠关系密切,在保证小肠受量的前提下,给予姑息肿瘤剂量 50 Gy/ 25 Fx（BED_{10} 60 Gy）。

4. 放疗是否结合其他治疗   肝癌伴肾上腺转移,肝功能 Child-Pugh 分级 A 级,巴塞罗那分期（BCLC）为 C 期,中国肝癌临床分期（CNCL）为Ⅲ b 期,均推荐结合系统治疗。

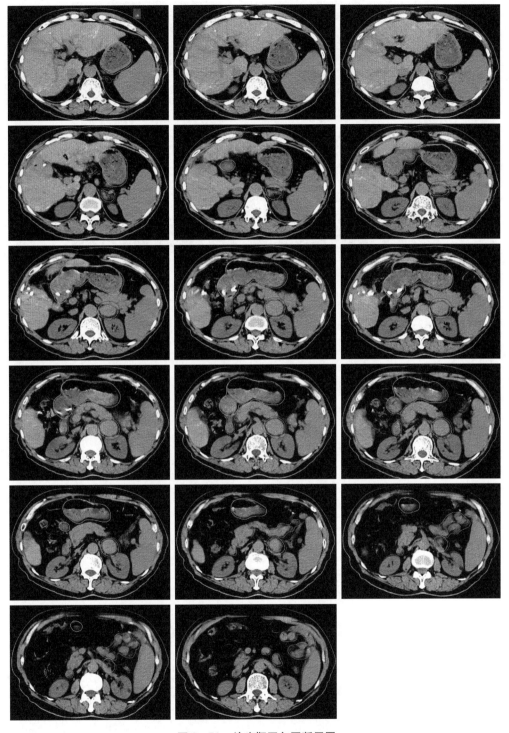

图 3-51　放疗靶区勾画断层图

■肿瘤靶区 GTV;■内靶区 ITV;■计划靶区 PTV5000;■小肠;■胃。

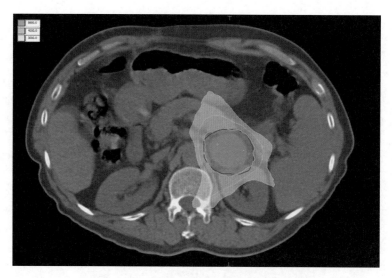

图 3-52　调强放疗计划等剂量分布区

蓝色线为 PTV;淡粉色区为 50 Gy,淡绿色区为 40 Gy,黄色区为 30 Gy。

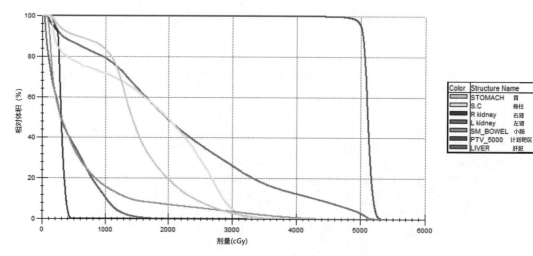

图 3-53　剂量-体积直方图

表 3-12　靶区和正常组织受量

名称	最大剂量(Gy)	最小剂量(Gy)	平均剂量(Gy)	物理体积(cc)
PTV5000	53.62	29.89	51.08	121.352
脊柱	33.284	1.227	17.19	26.176
右肾	4.639	0.64	2.978	157.864
左肾	52.577	1.178	21.587	160.096
胃	46.85	0	14.983	523.408
肝脏	19.474	0.27	4.337	1225.128
小肠	46.275	0.659	6.029	185.944

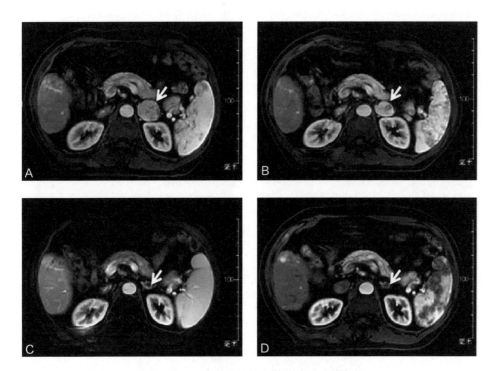

图 3 - 54 肝癌肾上腺转移放疗前后病灶变化

A. 放疗前；B. 放疗后 1.5 个月；C. 放疗后 3 个月；D. 放疗后 6 个月。

（杨 平）

参 考 文 献

［1］ CHEN W C，BAAL J D，BAAL U，et al. Stereotactic body radiation therapy of adrenal
       metastases：a pooled meta-analysis and systematic review of 39 studies with 1006 patients［J］.
       Int J Radiat Oncol Biol Phys，2020，107(1)：48 - 61.

［2］ CHEN B，HU Y，LIU J，et al. Respiratory motion of adrenal gland metastases：Analyses
       using four-dimensional computed tomography images［J］. Phys Med，2017，38：54 - 58.

［3］ ZHOU，L Y，ZENG Z C，FAN J，et al. Radiotherapy treatment of adrenal gland metastases
       from hepatocellular carcinoma：clinical features and prognostic factors［J］. BMC Cancer，
       2014，14：878.

［4］ ZENG Z C，TANG Z Y，FAN J，et al. Radiation therapy for adrenal gland metastases from
       hepatocellular carcinoma［J］. Jpn J Clin Oncol，2005，35(2)：61 - 67.

［5］ CORBIN K S，HELLMAN S，WEICHSELBAUM R R. Extracranial oligometastases：a subset
       of metastases curable with stereotactic radiotherapy［J］. J Clin Oncol，2013，31 (11)：
       1384 - 1390.

［6］ OLIAI C，LANCIANO R，SPRANDIO B，et al. Stereotactic body radiotherapy for adrenal metastases from lung cancer［J］. J Radiat Oncol，2013,2(1):63-70.

［7］ AHMED K A，BARNEY BM，MACDONALD O K，et al. Stereotactic body radiotherapy in the treatment of adrenal metastases［J］. Am J Clin Oncol，2013,36(5):509-513.

［8］ CHANCE W W，NGUYEN Q N，MEHRAN R，et al. Stereotactic ablative radiotherapy for adrenal gland metastases：Factors influencing outcomes, patterns of failure, and dosimetric thresholds for toxicity［J］. Pract Radiat Oncol，2017,7(3):e195-e203.

［9］ KATOH N，ONISHI H，UCHINAMI Y，et al. Real-time tumor-tracking radiotherapy and general stereotactic body radiotherapy for adrenal metastasis in patients with oligometastasis ［J］. Technol Cancer Res Treat，2018,17:1533033818809983.

［10］ UCHINO K，TATEISHI R，SHIINA S，et al. Hepatocellular carcinoma with extrahepatic metastasis：clinical features and prognostic factors［J］. Cancer，2011,117(19):4475-4483.

第六节　肺转移放疗

一、靶区设计与勾画基本原则

（1）肝癌肺转移灶的照射：详细评估呼吸运动的影响及正确模拟定位。患者的理想体位是双手举向头顶，交叉抱额头，使照射野的入射角有更多的选择。模拟定位最好选择 4DCT，以确定靶区内运动范围。

（2）除勾画肿瘤靶区外，勾画正常组织：心脏、食管、双肺、脊髓。部分病灶距离膈肌较近，还要勾画胃及肝脏。

（3）需要勾画靶区：包括 GTV、ITV 和 PTV。

（4）肿瘤照射一般只考虑累及野，不做纵隔淋巴引流区照射。

（5）考虑到呼吸运动的影响，一般建议采用 4DCT 采集运动范围，并且放疗实施过程中建议每日 IGRT，此时 ITV 外扩 0.3～0.5 cm 作为 PTV[1]。

（6）为减低正常肺组织的放射剂量，预防放射性肺炎的发生，建议肺部转移灶采用 SBRT 的做法或大分割照射，具体分割次数根据转移灶个数及分布区域而定。一般 5～15 次，总剂量 45～50 Gy。原则上，肿瘤个数越少，分布区域越集中，分割次数越少[2~4]。

（7）部分肿瘤距离支气管较近，或距离食管较近，较大分割照射，会引起气管塌陷或较严重放射性食管炎者，酌情适当增加次数，降低每次分割剂量。如采用 SBRT，建议离开支气管至少 2 cm[5]。

（8）伴有纵隔淋巴转移，特别是双侧肺门淋巴结转移的，注意结合临床。同等条件下，优先照射容易外压引起气道阻塞或侵犯支气管引起咯血者，在正常组织剂量限制条件下，酌情考虑增加肺部转移病灶的照射。

二、原发性肝癌肺转移靶区勾画示例

病例 1（男，66 岁）

（1）病史：患者 2018 年 4 月 10 日因"肝占位"在我院行"特殊肝段切除术＋肝十二指肠韧带淋巴结清扫术"。术后病理诊断：肝细胞癌。同年 11 月因肿瘤复发，再次行肝叶切除术。术后定期复查。2021 年 6 月发现肺结节，考虑转移。后每 3 个月随访。2022 年 1 月发现左、右肺病灶较前明显增大。诊断：肝细胞性肝癌伴多发性肺转移，$rpT_0N_0M_1$，Ⅳ期。

（2）放疗目的：肝内无新发病灶，仅肺部 2 个病灶，属于寡转移灶，符合根治性放疗条件。

（3）放疗计划：采用螺旋断层放疗引导下放疗技术，单次剂量 5 Gy，总剂量 50 Gy／10 Fx。

（4）靶区勾画：靶区范围根据胸部 CT 影像学表现结合模拟定位 CT 图像上病灶范围在肺窗上进行勾画。

GTV：放疗前胸部 CT 及定位 CT 所示双肺转移病灶。

ITV：根据 4DCT，分别采取一个呼吸周期内不同时相的 CT 图像（比如吸气相 In0 和 In100，呼气相 Ex60）进行靶区勾画，然后进行融合，得到 ITV。

PTV：ITV 基础上外扩 3 mm。

（5）靶区及剂量分布：见图 3 - 55～图 3 - 58，表 3 - 13。

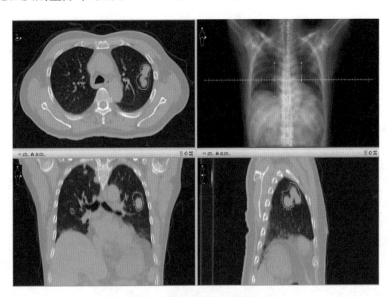

图 3 - 55　等中心点层面靶区示意图

■肿瘤靶区 GTV；■内靶区 ITV；■计划靶区 PTV。

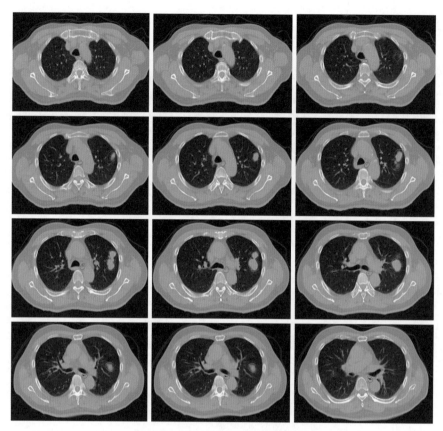

图 3-56　放疗靶区勾画断层图

■肿瘤靶区 GTV;■内靶区 ITV;■计划靶区 PTV。

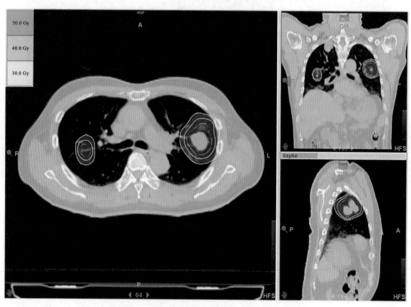

图 3-57　螺旋断层放疗计划等剂量分布

蓝色线为 PTV;粉色区为 50 Gy,绿色区为 40 Gy,淡黄色为 20 Gy。

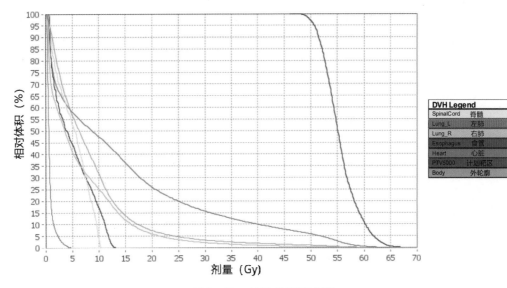

图 3–58　剂量-体积直方图

表 3–13　靶区和正常组织受量

名称	最大剂量(Gy)	最小剂量(Gy)	中位剂量(Gy)	平均剂量(Gy)	标准偏差剂量(Gy)	物理体积(cc)
PTV5000	68.57	46.16	55.04	55.44	3.35	68.19
脊柱	10.52	0.72	5.47	5.21	3.16	13.63
左肺	65.08	0.14	8.77	14.21	15.77	1127.88
右肺	68.57	0.11	3.6	6.59	8.23	1540.02
食管	13.22	0.6	3.93	5.02	3.92	16.89
心脏	6.09	0.18	0.51	0.73	0.69	628.16

（孙太伟）

参 考 文 献

[1] SALAMA J K，S. CHMURA S J，MEHTA，et al. An initial report of a radiation dose-escalation trial in patients with one to five sites of metastatic disease [J]. Clin Cancer Res，2008,14(16):5255 – 5259.

[2] UEMATSU M，SHIODA A，TAHARA K，et al. Focal，high dose，and fractionated modified stereotactic radiation therapy for lung carcinoma patients：a preliminary experience [J]. Cancer，1998,82(6):1062 – 1070.

[3] HARA R，ITAMI J，KONDO T，et al. Stereotactic single high dose irradiation of lung tumors under respiratory gating [J]. Radiother Oncol，2002,63(2):159 – 163.

[4] NAGATA Y，NEGORO Y，AOKI T，et al. Clinical outcomes of 3D conformal hypofractionated single high-dose radiotherapy for one or two lung tumors using a stereotactic body frame [J]. Int J Radiat Oncol Biol Phys，2002,52(4):1041 – 1046.

［5］ TIMMERMAN R，McGARRY R，YIANNOUTSOS C，et al. Excessivetoxicity when treating central tumors in a phase Ⅱ study ofstereotactic body radiation therapy for medically inoperableearly-stage lung cancer［J］. J Clin Oncol，2006，24(30)：4833－4839.

第七节　骨转移放疗

随着原发性肝癌患者生存期的延长，其骨转移占肝外转移的比例也在上升，达到肝外转移的 25.5%～38.5%[1-3]，其最易发生的部位是中轴骨，包括脊椎和肋骨，其次是盆骨[4-6]，近 40%患者伴有骨旁软组织转移[7]。在影像学上主要表现为溶骨性改变和骨旁伴有软组织包块[8]。疼痛是最常见的症状，可多达 75%。各种骨相关事件(包括病理性骨折、脊髓压迫或神经根损伤以及高钙血症等)发生风险较高[9,10]。荟萃分析显示，外照射治疗骨转移疼痛客观缓解率(objective response rate，ORR)为 70%～80%，40%的患者在 10 天内显示出获益[11]。

一、原发性肝癌骨转移的临床诊断

(1) 有原发性肝癌的病史。

(2) 伴有骨转移的相应症状，如疼痛、酸胀或麻木。

(3) 影像学上转移灶：以溶骨性破坏为主，大部分骨转移灶伴有软组织包块。

(4) 经过治疗(主要是放疗)，症状缓解。

二、原发性肝癌骨转移放疗的指征

(1) 有疼痛症状的骨转移灶，达到姑息性止痛效果。

(2) 选择性地用于负重部位骨转移灶(如脊柱或股骨转移)，防止骨相关事件的发生。

(3) 骨寡转移使用 SBRT，达到根治效果。

三、原发性肝癌骨转移放疗的目的

原发性肝癌骨转移的放疗以减轻症状为主，旨在提高患者生存质量，预防或延缓骨相关事件的发生，少部分寡转移灶则以根治为目的。

四、原发性肝癌骨转移放疗前的检查

根据病情和所在医院的诊疗水平，放疗前可以做 X 线摄片、CT、MRI、ECT 全身骨扫

描或 PET/CT、PET/MRI 中的一种或多种影像学检查相互参考,目的在于明确骨转移灶累及部位、大小、数目及是否同时伴有骨旁软组织转移等,作为放疗的参考。ECT 骨扫描可以了解全身骨转移的情况,PET/CT、PET/MRI 可以了解转移灶的代谢活性,但两种核素全身扫描都有假阳性或假阴性。对核素扫描存在病变部位,必须进行局部 CT 或 MRI 检查。MRI 对骨髓内的微小病灶和脊髓压迫的敏感度更高,能清晰分辨骨旁软组织包块和侵及范围。

五、CT 模拟定位注意事项

CT 模拟定位前,可予止痛治疗,以保证自由和放松的体位;取仰卧位,选择合适的固定方式,如热塑膜固定(颈椎、胸椎上部转移灶)或体模固定(胸椎下部、腰椎、骶椎转移灶)。

六、放疗靶区勾画

目前绝大部分的放疗中心或放疗科用 CT 采集影像。如果 CT 检查显示骨转移灶不清,勾画放疗靶区前,我们推荐与 MRI 图像相融合。如果有核素扫描影像,建议参考 ECT 或 PET/CT 显示的骨转移灶进行靶区勾画。

1. GTV 以定位扫描的 CT 或 MRI(或 CT/MRI 融合)为基本图像,如果有核素扫描,可以参考 ECT 或 PET/CT 上的影像学表现。模拟定位 CT 图像骨窗(WW 1 000～1 500 HU、WL 250～350 HU)及软组织窗(WW 300～500 HU、WL 40～60 HU)上进行勾画,包括全部大体骨质破坏灶以及硬脊膜外和椎旁侵犯病灶[12]。

2. CTV CTV 的勾画较为复杂,根据转移灶所在部位有所不同。

(1)椎体转移灶:包括受累椎体及附件(椎弓根和椎板),并包含骨转移病灶附近异常骨髓信号部分和相邻正常骨质扩张[13-17]。

(2)骨盆、长骨转移灶:GTV 各方向上外扩 1～2 cm,在解剖边界修回[17]。

(3)ITV:骨骼系统相对比较平稳,不受呼吸运动、心脏跳动、肠蠕动的影响,不考虑 ITV。

(4)PTV:根据各单位所使用的放疗设备不同而定,一般在 CTV 基础上外扩 0.5～1 cm[17]。

七、危及器官与剂量

骨转移病灶放疗需勾画需保护的邻近正常组织器官(危及器官),根据病灶位置不同有所区别,全身各处如脑、脊髓、马尾、皮肤、肺、心脏、食管、胃肠、肝脏、肾脏等,均有可能成为危及器官;就是转移灶以外的正常骨组织,也应该视为危及器官。正常组织耐受剂量设定需考虑放疗分割方式。

八、放疗剂量及分割方式

一般对于骨转移病灶位于四肢骨或一般状况差、预计生存期≤6个月的患者,单次剂量4 Gy,低分割照射7次,伴骨旁软组织包块,7~10次,用大剂量短疗程放疗,以求止痛效果快;对于骨转移病灶位于重要脏器附近如椎体、胃肠道,或者预计生存期较长(>6个月者)的患者,则采用常规分割,40 Gy/20 Fx;伴骨旁软组织包块,40~50 Gy/20~25 Fx,以保护周围正常组织[6,18-20]。我们中心一项对比常规分割与大分割放疗肝癌骨转移的随机试验结果显示,与常规分割组(2 Gy/次)相比,大分割组(4 Gy/次)能更加迅速地缓解患者疼痛,疗效不受影响[21]。

九、放疗过程的质量控制

进行SBRT的患者,应该做好IGRT,每次放疗前配合锥形束CT或兆伏级CT,进行图像引导。

十、肝癌骨转移靶区勾画示例

1. 病例1(男,66岁)

(1)病史:2021年1月体检发现肝占位后行右肝肿瘤切除术,术后病理诊断示肝细胞癌Ⅱ~Ⅲ级。术后2021年6月复查上腹部增强MRI提示肿瘤复发伴多发转移,接受介入治疗。随后半个月出现胸背部疼痛加重。PET/CT检查示:多处骨转移,枕骨、双侧多根肋骨、脊柱多处、骨盆骨多处及右侧股骨上段、左侧肱骨上段见溶骨性骨质破坏伴糖代谢异常增高,较显著3处分别位于第3胸椎、左侧第7前肋骨和第4腰椎,最大SUV分别约为10.6、11.6和11.8。诊断:肝细胞肝癌伴多发性骨转移,CNCL ⅢB期。

(2)放疗目的:针对出现疼痛且中轴负重骨的骨转移灶,姑息性止痛放疗。

(3)放疗计划:采用螺旋断层放疗系统图像引导下技术,单次剂量4 Gy,放疗总剂量28 Gy/7 Fx。

(4)靶区勾画:靶区范围根据PET/CT影像学表现,结合模拟定位CT图像上病灶范围,在骨窗及软组织窗上进行勾画。

GTV:PET/CT及定位CT检查所示的第3胸椎骨转移病灶和受侵的骨旁组织。

CTV:受累椎体及附件。

PTV:在CTV基础上,上、下各外放2 mm,左、右、前、后各外放2 mm。

靶区及剂量分布:见图3-59~图3-61。

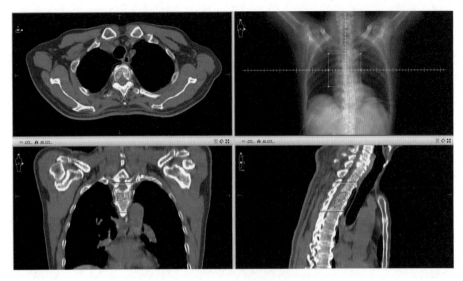

图 3-59 等中心点层面靶区示意图

■肿瘤靶区 GTV;■临床靶区 CTV;■计划靶区 PTV。

(5) 危及器官及剂量限制:双肺 V20＜10%、V5＜30%,双肺平均＜8 Gy,脊髓 D_{max}＜30 Gy(图 3-62,表 3-14)。

2. 病例 2(男,63 岁)

(1) 病史:2018 年 2 月外院检查发现肝占位,穿刺病理提示肝细胞癌。行 4 次 TACE 后肝内病灶控制良好,随后半年出现腰痛,且进行性加重,使活动受限。MRI 检查示:第 2 腰椎椎体斑片状异常强化,向左后侵入椎管,略压迫硬膜囊,提示第 2 腰椎椎体转移灶。诊断:肝细胞肝癌伴肝内、多发性骨转移,CNCL ⅢB 期。

(2) 放疗目的:针对出现疼痛且中轴负重骨的骨转移灶,姑息性止痛和预防骨相关事件发生。

(3) 放疗计划:采用 IMRT 技术,常规分割 2 Gy/次,放疗总剂量 40 Gy/20 Fx。

(4) 靶区勾画:根据 MRI 与模拟定位 CT 融合图像上病灶范围在骨窗上进行勾画。

GTV:MRI 以及定位 CT 检查所示的第 2 腰椎椎体转移灶。

CTV:第 2 腰椎椎体及附件。

PTV:在 CTV 基础上,上、下各外放 2 mm,左、右、前、后各外放 2 mm,并注意在毗邻重要器官,如小肠、双侧肾脏、脊髓等处适当修正。

靶区及剂量分布:见图 3-63~图 3-65。

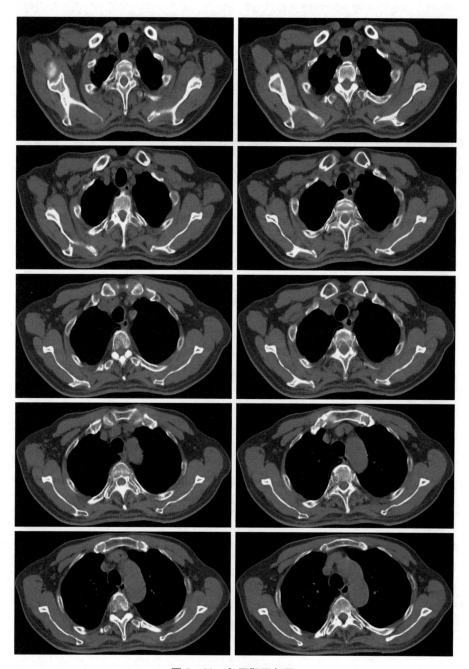

图 3-60　各层靶区勾画

■肿瘤靶区 GTV;■临床靶区 CTV;■计划靶区 PTV。

（5）危及器官及剂量限制：小肠 D_{max} ＜1 mL，V40＜40%，双肾 V20＜20%，脊髓 D_{max} ＜43 Gy（图 3-66，表 3-15）。

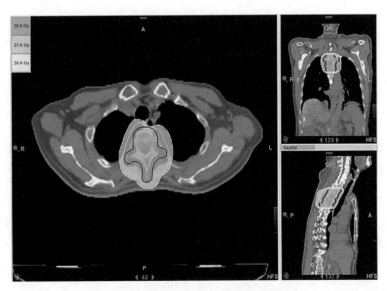

图3‑61 螺旋断层放疗计划等剂量分布

蓝色线为PTV;淡粉色区为28Gy,淡绿色区为25Gy,淡黄色区为20Gy。

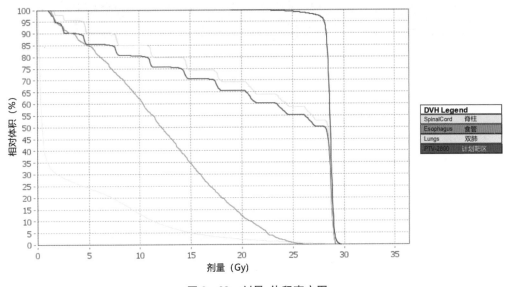

图3‑62 剂量-体积直方图

3. 病例3(男,65岁)

(1) 病史:2016年2月3日行肝右叶肿瘤射频消融＋穿刺活检。病理诊断:肝细胞癌,Ⅱ级。同年行TACE治疗。2016年5月17日PET/CT检查示肝右叶病灶基本失活。2016年9月本院行肝移植术。病理诊断:(全肝)肝细胞癌,分化Ⅱ级。后未行辅助治疗。2019年7月10日AFP 49.2μg/L,CEA、CA19‑9均阴性。2019年7月11日

表3-14 靶区和正常组织受量

名称	最大剂量(Gy)	最小剂量(Gy)	中位剂量(Gy)	平均剂量(Gy)	标准偏差剂量(Gy)	物理体积(cc)
PTV2800	29.73	19.05	28.65	28.56	0.63	159.71
脊柱	29.11	1.62	28.38	22.11	8.93	10.79
双肺	29.44	0.05	0.41	3.31	5.51	3272.15
食管	26.5	1.33	12.17	12.2	6.23	13.8

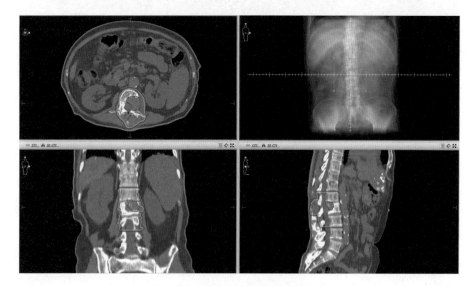

图3-63 等中心点层面靶区示意图

■肿瘤靶区 GTV;■临床靶区 CTV;■计划靶区 PTV。

PET/CT 检查示:骶骨转移并侵犯左侧骶孔。诊断:肝细胞肝癌肝移植后伴骨转移,CNCLⅢB(骨寡转移灶)。

(2)放疗目的:针对出现疼痛的骨转移灶,止痛放疗,争取对寡转移灶根治性剂量放疗。

(3)放疗计划:采用 IMRT 技术,常规分割 2 Gy/次,放疗总剂量 60 Gy/30 Fx。患者移植后 3 年才出现骨转移,且为单发;肝内无新发病灶,患者预后好;由于骶前有肠道,因此用常规分割且提高剂量。

(4)靶区勾画:根据 PET/CT 影像学表现,结合模拟定位 CT 图像上病灶范围,在骨窗上进行勾画。

GTV:PET/CT 以及定位 CT 检查所示的骶骨破坏灶。

CTV:GTV 各方向外扩 2 cm。

PTV:在 CTV 基础上,上、下各外放 2 mm,左、右、前、后各外放 2 mm,并注意在毗邻重要器官,如小肠、脊髓等处适当修正。

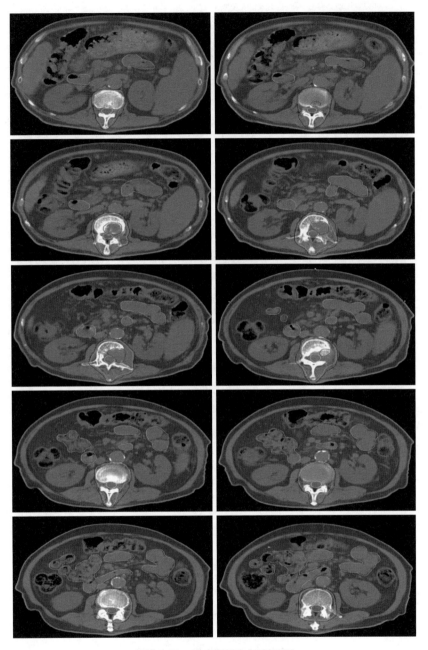

图 3-64 放疗靶区勾画断层图

■肿瘤靶区 GTV;■临床靶区 CTV;■计划靶区 PTV;■小肠■脊髓。

靶区及剂量分布:见图 3-67、图 3-68。

4. 病例 4(女,43 岁)

(1) 病史:患者 2018 年 1 月外院检查发现肝右叶占位。2018 年 1 月 10 日我院上腹部 MRI 检查示:肝巨块型肝细胞癌概率大,伴肝右静脉、门静脉右支分支受累。2018 年

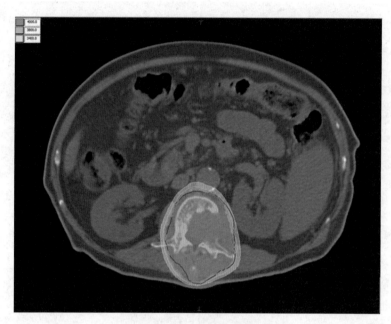

图 3 – 65　调强计划等剂量分布区

蓝色线为 PTV；淡粉色区为 40 Gy，淡绿色区为 38 Gy，淡黄色区为 34 Gy。

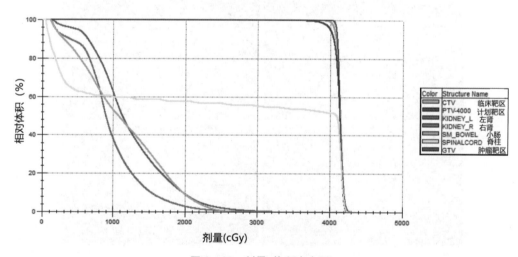

图 3 – 66　剂量-体积直方图

1 月 15 日行右半肝切除。术后病理诊断：(肝右叶)肝细胞癌，分化Ⅲ级。同年行 1 次 TACE 治疗后肝内病灶控制良好。随后 1 年出现右上肢疼痛，进行性加重并活动受限。2019 年 6 月 11 日骨扫描检查示：右肱骨头见溶骨性骨质破坏，伴显像剂异常浓聚。诊

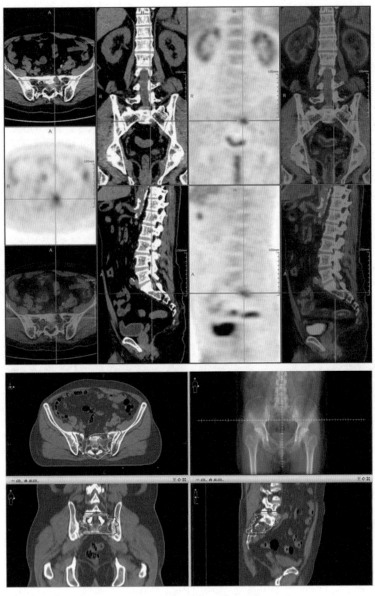

图 3 - 67　PET/CT 及等中心点层面靶区示意图

■肿瘤靶区 GTV；■临床靶区 CTV；■计划靶区 PTV。

表 3 - 15　靶区和正常组织受量

名称	最大剂量(Gy)	最小剂量(Gy)	平均剂量(Gy)	物理体积(cc)
临床靶区CTV	43.648	35.058	41.432	317.067
肿瘤靶区GTV	43.763	39.883	41.432	13.161
计划靶区PV4000	43.648	27.17	41.278	402.108
左肾	36.646	1.246	12.273	254.931
右肾	30.856	1.019	9.535	232.404
小肠	29.039	0.857	11.243	597.279
脊柱	43.077	0.387	24.559	36.429

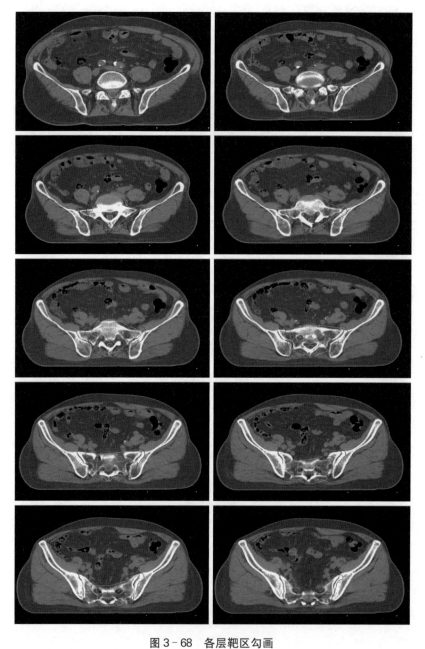

图3-68 各层靶区勾画

■肿瘤靶区 GTV;■临床靶区 CTV;■计划靶区 PTV。

断:肝细胞癌术后伴骨转移,CNCL ⅢB期(骨寡转移灶)。

(2)放疗目的:针对出现疼痛且上肢负重骨的骨转移灶,姑息性止痛,预防骨相关事件发生。

(3)放疗计划:采用 IMRT 技术,单次剂量 4 Gy,放疗总剂量 28 Gy/7 Fx。

（4）靶区勾画：根据骨扫描影像学表现，结合模拟定位 CT 图像上病灶范围，在骨窗上进行勾画。

GTV：骨扫描以及定位 CT 检查所示的右肱骨头破坏灶。

CTV：GTV 各方向外扩 2 cm。

PTV：在 CTV 基础上，上、下各外放 2 mm，左、右、前、后各外放 2 mm，并注意在毗邻重要器官，如肺和脊髓等处适当修正。

靶区及剂量分布：见图 3-69～图 3-71。

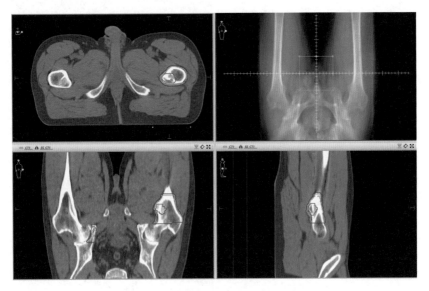

图 3-69 等中心点层面靶区示意图

■肿瘤靶区 GTV；■临床靶区 CTV；■计划靶区 PTV。

（5）危及器官及剂量限制：双肺 V20 Gy＜10%，V5＜30%，双肺平均＜8 Gy，脊髓 Dmax＜30 Gy（图 3-72，表 3-16）。

5. 病例 5（男，62 岁）

（1）病史：患者 2020 年 8 月行 PET/CT 检查示：肝脏左外叶占位伴周围子灶。2020 年 8 月 19 日在我院接受腹腔镜下特殊肝段切除术。病理诊断：（肝左叶部分）肝细胞癌，Ⅱ级。术后行靶向治疗联合免疫治疗。患者自觉左胸背部酸，2022 年 12 月 16 日行胸部 CT 和腹腔 MRI 检查示：左侧第 11 后肋形态改变伴周围软组织肿块，大小约 62 mm×34 mm，T_1WI 低信号，T_2WI 及 DWI 高信号，增强后明显强化。因疼痛进行性加重，2022 年 2 月 9 日复查骨扫描示：新增第 2 腰椎转移；左侧第 11 后肋及右侧髂骨转移灶范围较前增大，显像剂浓聚程度较前增高。诊断：肝细胞肝癌术后骨转移伴软组织转移，CNCL ⅢB 期。

101

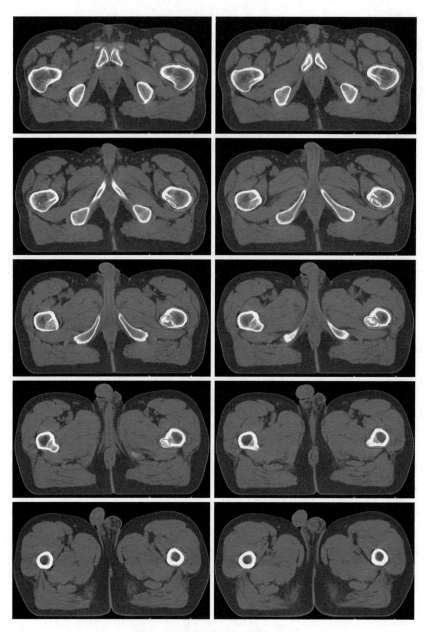

图 3-70 放疗靶区勾画断层图

■肿瘤靶区 GTV;■临床靶区 CTV;■计划靶区 PTV;■直肠。

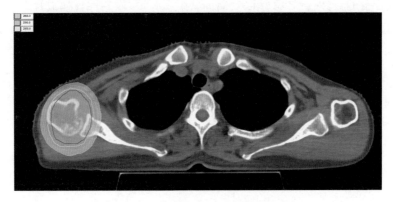

图 3 - 71 调强放疗计划等剂量分布

蓝色线为 PTV；淡粉色区为 28 Gy，淡绿色区为 25 Gy，淡黄色区为 20 Gy。

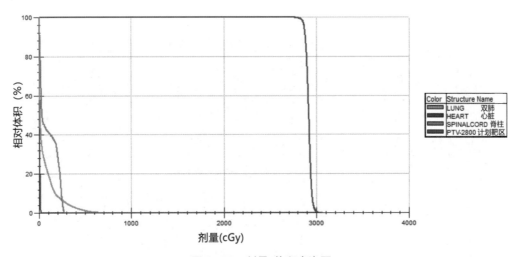

图 3 - 72 剂量-体积直方图

表 3 - 16 靶区和正常组织受量

名称	最大剂量(Gy)	最小剂量(Gy)	平均剂量(Gy)	物理体积(cc)
计划靶区2800	30.634	26.685	29.177	71.631
心脏	0.221	0.014	0.065	533.814
双肺	8.248	0.009	0.599	2670.618
脊柱	2.797	0.052	1.037	23.064
外轮廓	13.116	0	0.46	12336.372

（2）放疗目的：针对骨转移灶以及周围软组织肿块，姑息性止痛放疗。

（3）放疗计划：采用 IMRT 技术，常规分割 2 Gy/次，放疗总剂量 50 Gy/25 Fx。对伴有软组织包块、转移部位不在椎体或脊髓旁，我们建议用 40 Gy/10 Fx，其效果和 60 Gy/30 Fx 无明显差别。但是，该患者的病灶前方紧邻胃部，不宜大分割放疗。胃的最大耐受剂量为 50 Gy 的常规分割。

（4）靶区勾画：根据模拟定位 CT 图像上病灶范围，在骨窗上勾画骨转移病灶，在软组织窗上进行软组织转移灶勾画。

GTV：定位 CT 检查所示的肋骨破坏灶及周围软组织肿块。

CTV：GTV 各方向外扩 3 mm。

PTV：在 CTV 基础上，上、下各外放 5 mm，左、右、前、后各外放 5 mm，并注意在毗邻重要器官，如脊髓等处适当修正。

靶区及剂量分布：见图 3－73～图 3－75。

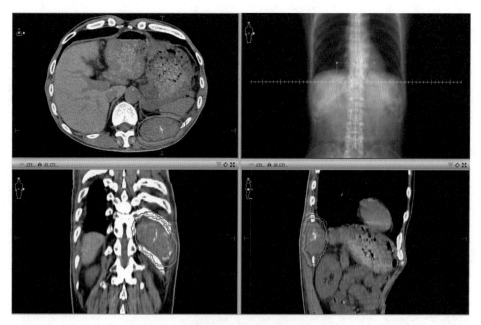

图 3－73　等中心点层面靶区示意图

■肿瘤靶区 GTV；■临床靶区 CTV；■计划靶区 PTV。

（5）危及器官及剂量限制：小肠 D_{max}＜1 mL，V40＜40％，食管 D_{max}＜50 Gy，胃 D_{max}＜50 Gy，脊髓 D_{max}＜45 Gy（图 3－76，表 3－17）。

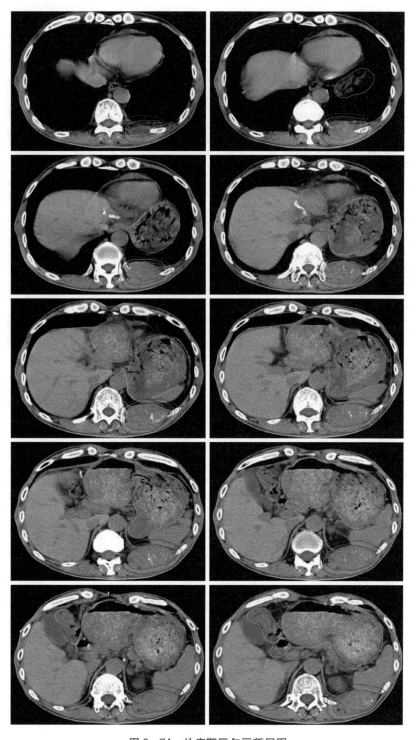

图 3-74　放疗靶区勾画断层图

■肿瘤靶区 GTV；■临床靶区 CTV；■计划靶区 PTV；■胃■结肠■小肠。

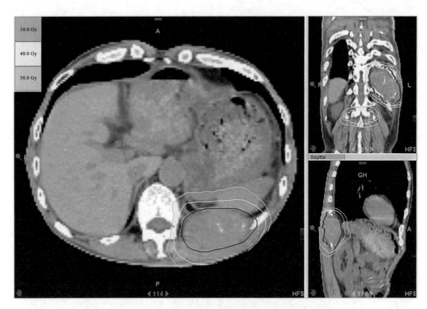

图 3-75　螺旋断层放疗计划等剂量分布

蓝色线为 PTV；淡粉色区为 50 Gy，淡黄色区为 40 Gy，淡绿色区为 30 Gy。

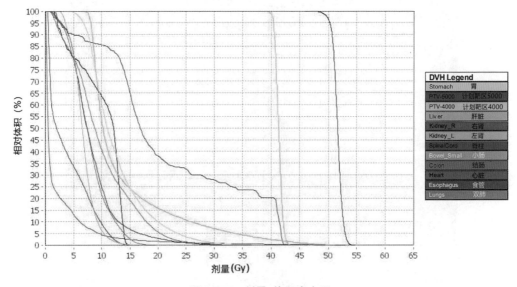

图 3-76　剂量-体积直方图

表 3-17 靶区和正常组织受量

名称	最大剂量(Gy)	最小剂量(Gy)	中位剂量(Gy)	平均剂量(Gy)	标准偏差剂量(Gy)	物理体积(cc)
PTV5000	54.59	45.99	51.59	51.58	0.87	189.79
PV4000	43.56	37.44	41.31	41.32	0.62	146.66
胃	46.21	4.16	11.01	12.55	5.33	754.47
肝脏	16.33	2.1	6.5	6.69	2.03	836.38
右肾	32.21	1.12	7.34	8.22	4.38	130.8
左肾	51.14	6.24	10.23	13.8	8.3	127.28
脊柱	42.35	1.49	16.82	21.42	12.63	49.42
小肠	37.56	0.85	8.76	9.81	5.76	759.44
结肠	19.53	0.75	7.37	7.68	3.33	445.64
心脏	16.51	0.38	1.97	3.86	3.74	609.96
食管	14.54	1.48	12.08	9.94	4.06	11.4
双肺	52.93	0.09	0.44	2.19	5	4678.98

（何 健）

参 考 文 献

[1] TOYODA H, KUMADA T, KIRIYAMA S, et al. Changes in the characteristics and survival rate of hepatocellular carcinoma from 1976 to 2000: analysis of 1365 patients in a single institution in Japan [J]. Cancer, 2004, 100(11): 2415-2421.

[2] HO CL, CHEN S, YEUNG D W, et al. Dual-tracer PET/CT imaging in evaluation of metastatic hepatocellular carcinoma [J]. J Nucl Med, 2007, 48(6): 902-909.

[3] UCHINO K, TATEISHI R, SHIINA S, et al. Hepatocellular carcinoma with extrahepatic metastasis: clinical features and prognostic factors [J]. Cancer, 2011, 117(19): 4475-4483.

[4] SANTINI D, PANTANO F, RICCARDI F, et al. Natural history of malignant bone disease in hepatocellular carcinoma: final results of a multicenter bone metastasis survey [J]. PLoS One, 2014, 9(8): e105268.

[5] HARDING J J, ABU-ZEINAH G, CHOU J F, et al. Frequency, morbidity, and mortality of bone metastases in advanced hepatocellular carcinoma [J]. J Natl Compr Canc Netw, 2018, 16(1): 50-58.

[6] 何健, 曾昭冲, 杨平, 等. 原发性肝癌骨转移的相关预后因素分析及放疗效果[J]. 中华放射肿瘤学杂志, 2005(6): 17-20.

[7] LIAW C C, NG K T, CHEN T J, et al. Hepatocellular carcinoma presenting as bone metastasis [J]. Cancer, 1989, 64(8): 1753-1757.

[8] LU Y, HU J G, LIN X J, et al. Bone metastases from hepatocellular carcinoma: clinical features and prognostic factors [J]. Hepatobiliary Pancreat Dis Int, 2017, 16(5): 499-505.

[9] LONGO V, BRUNETTI O, D'ORONZO S, et al. Bone metastases in hepatocellular carcinoma: an emerging issue [J]. Cancer Metastasis Rev, 2014, 33(1): 333-342.

[10] HAYASHI S, TANAKA H, HOSHI H. Palliative external-beam radiotherapy for bone metastases from hepatocellular carcinoma [J]. World J Hepatol, 2014, 6(12): 923-239.

[11] RICH S E, CHOW R, RAMAN S, et al. Update of the systematic review of palliative radiation therapy fractionation for bone metastases [J]. Radiother Oncol, 2018,126(3):547 – 557.

[12] JABBARI S, GERSZTEN P C, RUSCHIN M, et al. Stereotactic body radiotherapy for spinal metastases: practice guidelines, outcomes, and risks [J]. Cancer J, 2016,22(4):280 – 289.

[13] CHANG E L, SHIU A S, MENDEL E, et al. Phase Ⅰ/Ⅱ study of stereotactic body radiotherapy for spinal metastasis and its pattern of failure [J]. J Neurosurg Spine, 2007,7(2): 151 – 160.

[14] DUNNE E M, SAHGAL A, LO S S, et al. International consensus recommendations for target volume delineation specific to sacral metastases and spinal stereotactic body radiation therapy (SBRT) [J]. Radiother Oncol, 2020,145:21 – 29.

[15] DAMAST S, WRIGHT J, BILSKY M, et al. Impact of dose on local failure rates after image-guided reirradiation of recurrent paraspinal metastases [J]. Int J Radiat Oncol Biol Phys, 2011, 81(3):819 – 826.

[16] OLSON R, MATHEWS L, LIU M, et al. Stereotactic ablative radiotherapy for the comprehensive treatment of 1 – 3 Oligometastatic tumors (SABR – COMET – 3): study protocol for a randomized phase Ⅲ trial [J]. BMC Cancer, 2020,20(1):380.

[17] 袁双虎,宋启斌,于金明,等.肿瘤精准放射治疗学临床要点[M].武汉:湖北科学技术出版社, 2020:328 – 330.

[18] HE J, ZENG Z C, TANG Z-Y, et al. Clinical features and prognostic factors in patients with bone metastases from hepatocellular carcinoma receiving external beam radiotherapy [J]. Cancer, 2009,115(12):2710 – 2720.

[19] HE J, ZENG Z C, FAN, et al. Clinical features and prognostic factors in patients with bone metastases from hepatocellular carcinoma after liver transplantation [J]. BMC Cancer, 2011, 11:492.

[20] 何健,曾昭冲,杨平.肝细胞癌骨转移的临床特征及预后因素[J].实用肿瘤杂志,2012,27(4): 338 – 343.

[21] HE J, SHI S, YE L, et al. A randomized trial of conventional fraction versus hypofraction radiotherapy for bone metastases from hepatocellular carcinoma.[J]. J Cancer, 2019,10(17): 4031 – 4037.

第八节　脑转移放疗

随着靶向、免疫等治疗的进展,以及手术、介入、放疗、射频治疗等局部治疗技术的发展,肝癌患者的生存期明显延长,以往罕见的肝癌脑转移明显增多,肝癌脑转移的发生率占肝外转移的1%左右[1]。

肝癌脑转移患者生存时间短,大部分患者常伴有颅外转移灶,颅内症状、肝功能分级、颅内病灶个数与是否放疗是影响预后的主要因素。

放疗是所有脑转移癌的主要治疗手段。由于肝癌属于动脉血供丰富型肿瘤,一旦出现脑转移,丰富的血供以及肝癌患者凝血功能差,脑转移灶常伴瘤卒中(图3-77)。一旦发现肝癌脑转移,应尽快治疗。有研究报道,肝癌脑转移57.1%~58.5%为单发转移,30%左右为多发转移,32.8%~59.1%以颅内出血为首发表现[2]。

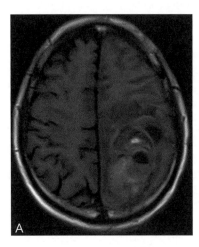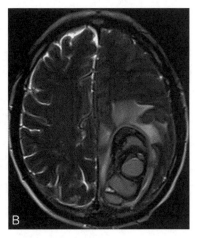

图3-77 肝细胞癌脑转移

A. 脑转移伴瘤卒中,T_1 为混杂稍高信号;B. T_2 以混杂低信号为主,其周边片状水肿带,为转移瘤伴出血。

全脑放疗(whole-brain radiotherapy,WBRT)是多发脑转移瘤的主要治疗手段,但是局部控制并不满意,预后较差。其原因主要在于全脑照射的剂量受到正常组织耐受量的限制,无法得到有效提高。调强放疗代表了现代放疗技术的革命性进步,其技术优势体现在:①照射形状在三维方向与治疗靶区保持一致,高剂量区分布在三维空间上,与治疗靶区保持一致;②靶区内的剂量分布可调控,可实施针对靶区内高危区域的推量照射。有研究报道,在全脑及脑部转移瘤受到相同物理剂量的条件下,与适形序贯推量放疗比较,采用调强技术同步推量放疗能更好地降低脑部正常组织的受量,明显提高靶区剂量分布的适形度和均匀性。同期调强加量放疗(simultaneous modulated accelerated radiation therapy,SMART)、立体定向放疗(stereotactic radiotherapy,SRT)、螺旋断层放疗(TOMO)等技术能够降低脑干、视交叉、脑垂体等危及器官的受照射剂量,同时有更好的靶区适形度,提高局部剂量。肝癌多发脑转移患者的颅内放疗属于姑息减症放疗,其目的在于减轻患者临床症状,如头痛、呕吐、言语障碍及肢体运动障碍等,从而改善患者生活质量。SRT能够给肿瘤高适形、高剂量的辐射,而对邻近正常脑组织的毒性较低。目前多数指南和治疗中心都推荐"有限数目"的脑转移病灶选择SRT。在实际治疗中,根据患者的颅外病灶控制情况、体能状况(PS)评分、神经功能损伤、药物疗效等选择个体化治疗方式,尽可能在WBRT基础上序贯SRT或者同步加量或者直接给予 SRT,给予肿瘤根治剂量,从而达到更好的局部控制率。脑转移 SRT 包括立体定向放射外科(stereotactic radiosurgery,SRS)、分次立体定向放疗(fractionated stereotactic radiotherapy,FSRT)和大分割立体定向放疗(hypofractionated stereotactic radiotherapy,HSRT)。对于≤5 个病灶的脑转移瘤,单纯 SRT 比单纯 WBRT 具有生存优势,且能更好地保护认知功能。对于大体积病灶(通常直径>3 cm),单次 SRS 难以达到良好的局部控制效果,且治疗不良反应明显升高,建议采用 FSRT 或者 HSRT[3-5]。

脑转移瘤 CT 平扫多表现为颅内单发或多发的等密度、低密度或高密度病灶;病灶周围水肿带是转移瘤的一个明显特征,呈低密度区,但部分脑转移瘤周围水肿不明显,因此很难发现。MRI 对肿瘤比较敏感,图像边界清晰,较 CT 影像能够更精准地分清颅内病灶。MRI 对于脑转移瘤的诊断和 GTV 的确定明显优于 CT,但不能提供治疗计划所需的电子密度等参数。CT/MRI 图像融合后的靶区勾画精确性明显优于单独的 MRI 或 CT 图像[6,7]。但 CT 定位时扫描体位和 MRI 扫描体位不完全一致,在进行图像配准和融合处理时注意。准确勾画肿瘤靶区与疗效、预后有直接关系,具有重要临床意义。MRI 多参数、多序列的特点为临床提供了更加丰富的肿瘤信息。MRI 增强 T_1WI 是目前比较推荐的脑转移瘤成像方式。但依照各序列勾画的肿瘤靶区一致性不佳。如何利用 MRI 多模态成像,甚至 PET/MRI 生物成像技术,结合 CT 图像融合以达到精准放疗,值得进一步研究。

(1)WBRT 靶区定义及剂量:CTV,全脑。PTV,CTV 外放 3 mm。30 Gy/10 Fx,或 37.5 Gy/15 Fx,或 40 Gy/20 Fx。

适应证:PS 评分欠佳,多发转移(>5 个),肿瘤直径≥3.5 cm,不适合手术和 SRT 治疗的患者。

(2)SRT 靶区定义及剂量:GTV,影像学可见的脑转移瘤,不包括水肿区。尽可能在 CT/MRI 融合图像上勾画。PTV,GTV 外放 3 mm。肿瘤直径>3 cm,52.5~60 Gy/15 Fx;肿瘤直径<3 cm,30~60 Gy/6 Fx。

适应证:PS 评分好,一般转移瘤数目≤5 个,肿瘤直径≤3 cm,总体积≤20 mL,无明显占位,手术风险大的患者。

(3)危及器官及剂量(全脑 30 Gy/10 Fx):视神经,D0.03 mL<30 Gy;视交叉,D0.03 mL<37.5 Gy。

海马的保护:海马位于大脑丘脑和内侧颞叶之间,是大脑皮质的一个内褶区,在侧脑室底部绕脉络膜裂形成的一个弓形隆起,属于边缘系统的一部分。海马分头、体、尾 3 个部分。研究表明,放疗损伤海马区神经干细胞是引起认知功能障碍的主要原因。由于部分脑转移患者生存期延长,有研究尝试在颅内放疗时保护海马,当全脑处方剂量 30

Gy/10 Fx 时,推荐海马限制剂量 $D_{max} \leqslant 16$ Gy,$D_{100\%} \leqslant 9$ Gy,但一般放疗技术难以达到[8]。

1. 病例 1(男,55 岁)

(1)病史:2015 年 11 月 21 日因肝恶性肿瘤在我院行"同种异体肝移植术"。术后病理诊断:(全肝)肝细胞癌。2019 年 2 月头颅 MRI 检查示:颅内多发转移。诊断:肝细胞癌伴多发脑转移,CNCL ⅢB 期。

(2)放疗目的:针对颅内多发转移灶,全脑姑息性放疗。

(3)放疗计划:螺旋断层放疗,GTV 6 MV - X 40 Gy/10 Fx,全脑 CTV 6 MV - X 30 Gy/10 Fx。

(4)靶区勾画:靶区范围根据模拟定位增强 CT 图像上病灶范围进行勾画,有条件的单位应与 MRI 图像融合配准。

GTV:可见脑转移病灶。

PTV4000:GTV 外扩 3 mm。

CTV:全脑。

PTV3000:CTV 外扩 3 mm。

靶区及剂量分布:见图 3 - 78～图 3 - 80。

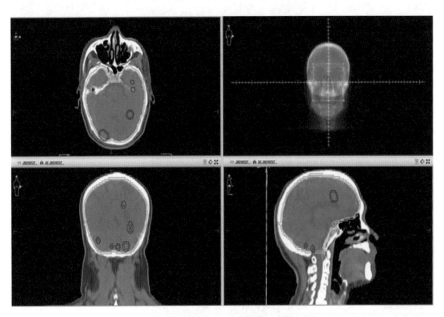

图 3 - 78　等中心点层面靶区示意图

■ GTV;■ CTV;■ PTV4000;■ PTV3000。

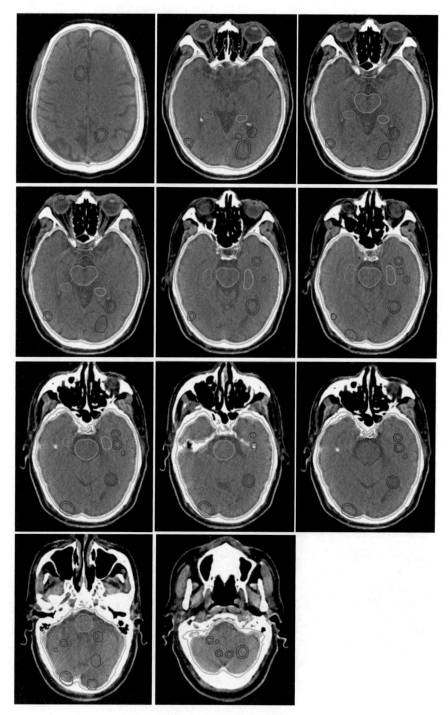

图 3 - 79　各层靶区勾画

■GTV；■CTV；■PTV4000；■PTV3000；■垂体；■脑干；■左右眼球；■左右海马；■
■左右眼球；■■左右颞叶；■■左右视神经；■视交叉。

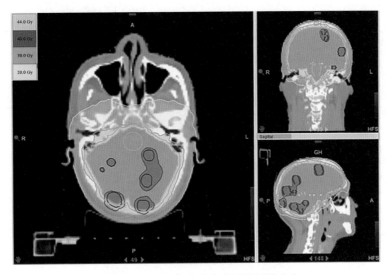

图 3 - 80　螺旋断层放疗计划等剂量分布

蓝色线为 PTV4000,淡蓝色线为 PTV3000;粉色区为 40 Gy,绿色区为 30 Gy。

(5) 危及器官及剂量限制(全脑 30 Gy/10 Fx):晶体,D_{max}≤10 Gy(尽量低);眼球,D_{mean}≤35 Gy;视神经,D0.03cc<30 Gy;视交叉,D0.03cc<37.5 Gy;海马,D_{max}≤16 Gy,$D_{100\%}$≤9 Gy(图 3 - 81,表 3 - 18)。

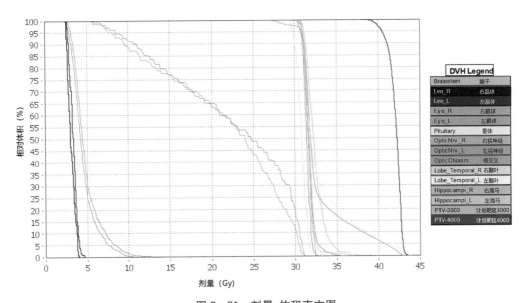

图 3 - 81　剂量-体积直方图

2. 病例 2(男,50 岁)

(1) 病史:2017 年 4 月 7 日在本院行肝癌根治术。术后病理诊断:肝细胞癌(Ⅲ级,低

表 3‑18　靶区和正常组织受量

名称	最大剂量(Gy)	最小剂量(Gy)	中位剂量(Gy)	平均剂量(Gy)	标准偏差剂量(Gy)	物理体积(cc)
PTV3000	44	24.78	31.86	33.07	2.94	1674.33
PTV4000	44	38.01	42.28	42.08	0.77	54.52
脑干	36.29	26.5	31.61	31.62	0.83	22.35
右晶体	4	2.48	3.02	3.1	0.4	0.6
左晶体	4.66	2.6	3.34	3.34	0.42	0.69
右眼球	11.25	2.48	4.22	4.55	1.44	8.24
左眼球	14.23	2.6	4.47	4.89	1.64	9.64
垂体	32.07	29.48	30.8	30.77	0.56	1.23
右视神经	31.18	5.53	23.94	21.67	7.46	1.27
左视神经	31.03	5.55	24.6	22.42	7.64	1.16
视交叉	32.4	30.39	31.36	31.37	0.39	0.87
右颞叶	39.17	30.24	31.71	31.75	0.77	12.68
左颞叶	43	29.99	31.88	33.24	3.17	13.03
右海马	32.66	30.49	31.58	31.58	0.4	2.79
左海马	37.39	30.68	32.22	32.41	1.06	2.75

分化)。2020 年 4 月 17 日头颅 MRI 检查示:颅内转移。诊断:肝细胞癌伴脑转移,CNLC Ⅲ B 期。

(2) 放疗目的:针对颅内转移灶,行 HSRT。

(3) 放疗计划:转移灶 HSRT 6 MV‑XDT 60 Gy/10 Fx。

(4) 靶区勾画:靶区范围根据模拟定位增强 CT 图像和 MRI 融合,以 CT 图像上可见病灶为准,参考 MRI 图像进行勾画,不包括周围水肿区。

GTV:颅内转移灶。

CTV:行 SRT,无须外扩 CTV。

PTV: GTV 外扩 2 mm。

靶区及剂量分布:见图 3‑82～图 3‑84。

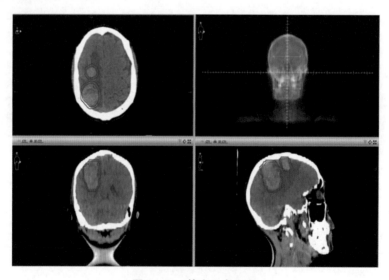

图 3‑82　等中心点层面

红色:CTV;蓝色:PTV。

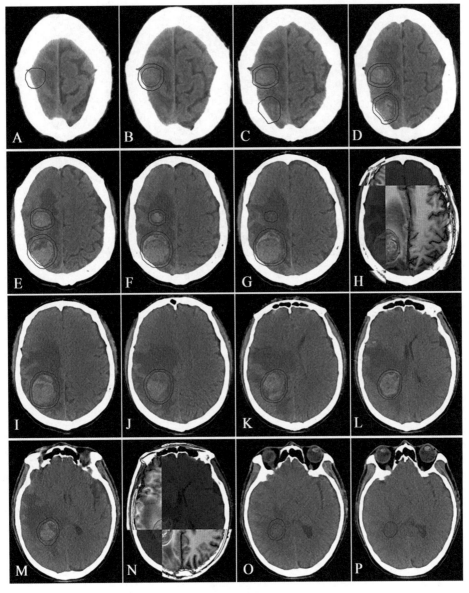

图 3 - 83 各层靶区勾画

H 和 N 为磁共振的融合,作为 GTV 的范围参考。蓝色:PTV;红色:GTV。

（5）危及器官及剂量限制:图 3 - 85 显示肿瘤和危及器官的剂量-体积直方图,正常组织受到辐射影响很小,远离 PTV。SRS 及 SRT 相关的放射性坏死与肿瘤进展很难区分。对于 SRS,组织体积（包括靶体积）接受 12 Gy（V12）5 cm³、10 cm³ 或 >15 cm³ 与症状性放射性坏死的风险分别为 10%、15% 和 20%。对于脑转移,脑＋靶体积 V20（3 次分割）或 V24（5 次分割）<20 cm³ 与任何坏死或水肿的风险 <10%,和需要切除的放射

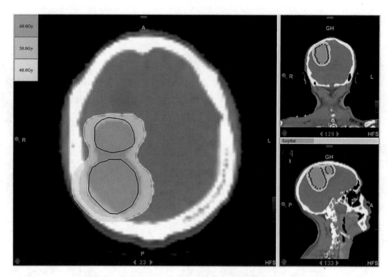

图 3 - 84 调强放疗计划等剂量线分布区

性坏死的风险＜4%相关[9]。另外也可参考 RTOG90 - 05 研究[10]。

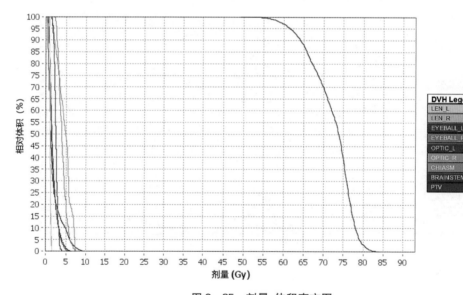

图 3 - 85 剂量-体积直方图

（王　健）

参 考 文 献

［1］ 曾昭冲,陈一兴.原发性肝癌放射治疗专家共识(2020 年版)［J］.临床肝胆病杂志,2021,37(2)：296‐301.

［2］ HAMMOND W J，LALAZAR G，SALTSMAN J A，et al. Intracranial metastasis in fibrolamellar hepatocellular carcinoma［J］. Pediatr Blood Cancer，2018,65(4)：10.

［3］ ANDREWS，D W，SCOTT C B，SPERDUTO. P W，et al. Whole brain radiation therapy with or without stereotactic radiosurgery boost for patients with one to three brain metastases：phase III results of the RTOG 9508 randomisedtrial［J］. Lancet，2004,363(9422)：1665‐1672.

［4］ KUNDAPUR V，ELLCHUK T，AHMED S，et al. Risk of hippocampal metastases in small cell lung cancer patients at presentation and after cranial irradiation：a safety profile study for hippocampal sparing during prophylactic or therapeutic cranial irradiation［J］. Int J Radiat Oncol Biol Phys，2015,91(4)：781‐786.

［5］ PARK，Y，KIM K S，KIM，K，et al. Nomogram prediction of survival in patients with brain metastases from hepatocellular carcinoma treated with whole-brain radiotherapy：a multicenter retrospective study［J］. J Neurooncol，2015,125(2)：377‐383.

［6］ HOU R，ZHOU D，NIE R，et al. Brain CT and MRI medical image fusion using convolutional neural networks and a dual-channel spiking cortical model［J］. Med Biol Eng Comput，2019,57(4)：887‐900.

［7］ SARKAR A，SANTIAGO R J，SMITH R，et al. Comparison of manual vs automated multimodality (CT/MRI) image registration for brain tumours［J］. Med Dosim，2005,30(1)：20‐24.

［8］ GONDI V，PUGH S L，TOME W A，et al. Preservation of memory with conformal avoidance of the hippocampal neural stem-cell compartment during whole-brain radiotherapy for brain metastases (RTOG 0933)：a phase II multi-institutional trial［J］. J Clin Oncol，2014,32(34)：3810‐3816.

［9］ MILANO M T，GRIMM J，NIEMIERKO A，et al. Single- and multifraction stereotactic radiosurgery dose/volume tolerances of the brain［J］. Int J Radiat Oncol Biol Phys，2021,110(1)：68‐86.

［10］ SHAW E，SCOTT C，SOUHAMI L，et al，Farnan single dose radiosurgical treatment of recurrent previously irradiated primary brain tumors and brain metastases：final report of RTOG protocol 90‐05［J］. Int J Radiat Oncol Biol Phys，2000,47：291‐298.

第四章 不同分割照射正常组织剂量限制和相关指南推荐

肝癌 SBRT 危及器官及剂量限制见表 4 - 1,肝癌常规分割放疗危及器官及剂量限制见表 4 - 2。

表 4 - 1 肝癌 SBRT 危及器官及剂量限制

危及器官	剂量限制									终点（≥3 级）
	8 次分割			5 次分割			4 次分割			
	体积（mL）**	最大剂量（Gy）	最大点剂量（Gy）	体积（mL）**	最大剂量（Gy）	最大点剂量（Gy）	体积（mL）**	最大剂量（Gy）	最大点剂量（Gy）	
串联器官										
食管*	<5	21.6	38.4	<5	19.5	35	<5	18.8	30	狭窄/穿孔
臂丛	<3	32.8	39.2	<3	27	32.5	<3	24.8	29.6	神经病变
心脏/心包	<15	34.4	38.4	<15	32	38	<15	28	34	心包炎
大血管	<10	55.2	38.4	<10	47	53	<10	43	49	动脉瘤
气管和大支气管	<5	38.4	48.8	<5	32	40	<5	28.8	34.8	狭窄/穿孔
小气道	<0.5	22.4	36	<0.5	21	33	<0.5	20	28	狭窄/肺不张
肋骨	<5	50	63	<5	45	57	<5	43	54	疼痛或骨折
胃	<5	31.2	42	<5	26.5	35	<5	25	33.2	溃疡/穿孔
胆道			48			41			38.4	狭窄
十二指肠*	<5	21	30.4	<5	18.5	26	<5	17.2	24.4	溃疡
	<10	16		<10	14.5		<10	14		
空肠/回肠*	<30	23.2	37	<30	20	32	<30	18.8	30	肠炎/梗阻

续　表

危及器官	8次分割			5次分割			4次分割			终点(≥3级)
	体积(mL)**	最大剂量(Gy)	最大点剂量(Gy)	体积(mL)**	最大剂量(Gy)	最大点剂量(Gy)	体积(mL)**	最大剂量(Gy)	最大点剂量(Gy)	
结肠*	<20	33	48	<20	28.5	40	<20	26	37.2	结肠炎/穿孔
直肠*	<3.5	58.4	63.2	<3.5	50	55	<3.5	47.2	52.4	直肠炎/穿孔
输尿管	<20	37.5		<20	32.5		<20	30		
			53			45			43	狭窄
膀胱壁	<15	22.4	44.8	<15	20	38	<15	18.5	35.6	膀胱炎/穿孔
股骨头	<10	35		<10	30		<10	27		坏死
脊髓和髓质	<0.35	26.4	33.6	<0.35	22	28	<0.35	18	25.6	脊髓炎
马尾	<5	36	38.4	<5	30	31.5	<5	26	28.8	神经炎
骶神经丛	<5	36	38.4	<5	30	32	<5	26	28.8	神经病变
肾门/血管干	15	28		15	23		15	21.5		恶性高血压
并联器官肺(右肺和左肺)	1 500	13.6		1 500	12.5		1 500	11.6		基础肺功能放射性肺炎
	1 000	15.2	V15<37%	1 000	13.5	V13.5<37%	1 000	12.4	V13<37%	
肝脏	700	24		700	21		700	19.2		基础肝功能
肾皮质(右肾和左肾)	200	21		200	18		200	17		基础肾功能

*:避免串联器官辐射;

**:点定义为≤0.035 mL。

表4-2 肝癌常规分割放疗危及器官及剂量限制

危及器官	勾画指南	剂量限制									终点（≥3级）
		30次分割			20次分割			15次分割			
		体积（mL）	最大剂量（Gy）	最大点剂量（Gy）	体积（mL）	最大剂量（Gy）	最大点剂量（Gy）	体积（mL）	最大剂量（Gy）	最大点剂量（Gy）	
串联器官											
食管	包括黏膜层、黏膜下层，肌层至脂肪外膜，PTV上下外放10 cm	<5	55	60	<5	55	58	<5	51.3	55.3	食管狭窄/穿孔
臂丛	第4、5颈椎至第1、2胸椎神经孔的脊髓神经，到锁骨下血管神经束终止。没有神经孔的同平面，勾画前中斜角肌之间的间隙或软组织	<3	62	66	<3	54	58	<3	48	52.5	神经病变
心脏/心包	心脏沿着心包囊勾画。上方（或基底）从肺动脉经过中线层面开始，向下延伸到心尖部。心包这个结构包括心包脂肪组织，部分大血管，正常凹陷，心包积液（如果有）和心室。心包的勾画从主动脉弓顶部上方一层开始勾画，到膈顶处心脏最后一层开始	<15	60	60	<15	46	52	<15	42	48.9	心包炎
大血管	心脏大血管应分别在纵隔窗勾画，包括血管壁和肌层乃至脂肪外膜（增强的血管壁外放5 mm）。大血管应该逐层勾画到PTV上下外放3 cm	<10	60	76	<10	60	70	<10	48.9	54.3	动脉瘤
气管和大支气管	气管和软骨环的轮廓从PTV上方10 cm开始，向下延伸至气管支气管第1个分叉处的支气管末端	<5	60	66	<5	52	58	<5	48	52.5	狭窄/瘘
胃	从胃食管连接处到幽门的十二指肠近端，整个胃壁和胃内容物	<50	45	60	<50	44	52	<50	40.5	50	溃疡/穿孔
十二指肠空回肠	从幽门到十二指肠空曲肠的全部肠壁和肠内容物	<5	42	50	<5	40	44	<5	37.5	40.5	溃疡
	在PTV任意方向10 cm范围内的所有小肠和小肠样	<120	45	54	<120	44	50	<120	40.5	46.5	肠炎/梗阻
肾门/血管干	包括大肾盏、肾盂和靠近主动脉的肾近端动脉	15	42	40	15	40	40	15	37.5	37.5	恶性高血压

续 表

危及器官	勾画指南	剂量限制									终点(>3级)
		30次分割			20次分割			15次分割			
		体积(mL)	最大剂量(Gy)	最大点剂量(Gy)	体积(mL)	最大剂量(Gy)	最大点剂量(Gy)	体积(mL)	最大剂量(Gy)	最大点剂量(Gy)	
结肠	PTV上下10 cm范围内的结肠壁和肠内腔	<20	54	70	<20	50	62	<20	47	53	肠炎/穿孔
直肠	包括直肠壁和内腔,上界位于PTV以上10 cm,下界至肛门括约肌以下	<10	75	79	<10	64	66	<10	58	61	直肠炎/穿孔
膀胱	包括整个膀胱轮廓以及相应尿道,终止于前列腺基底部下方	<20	70		<20	60		<20	55		膀胱炎/穿孔
		<30	65		<30	56		<30	52		
		<40	60		<40	52		<40	48		
		<90	70	79	<90	60	66	<90	55.5	61.5	
膀胱(耻骨上壁)	前下壁轮廓位于耻骨上方和周围,从前列腺下方开始,并向上延伸2~3 cm	<150	65		<125	56		<125	52.5		排尿困难
		<5	30	60	<5	28	52	<5	26	48	
脊髓	PTV上下外放10 cm的整个椎管	<5	44	50	<5	42	46	<5	39	42	脊髓炎
马尾	以椎管的骨界为基础,从脊髓底部上起(通常在L2附近),止于硬膜囊的下段(通常在S3附近)	<5	50	60	<5	50	54	<5	50	48	神经炎
骶神经	在第1~3骶椎之间勾画骶孔界定的空间,包括骶孔内侧的轮廓,后侧沿真骨盆边界,骶孔外侧2~3 cm,前距轮廓的后边界3~5 mm。	<5	50	60	<5	50	54	<5	50	54	神经病变
股骨头	左右侧分开勾画	<10	48	56	<10	44	50	<10	40	46.5	坏死
并联器官 双肺 GTV (左侧和右侧)	左右肺作为一个结构勾画,包括排除GTV和大气道(气管+主/叶支气管)的所有肺实质	1500	14		1500	14		1500	13.5		基础肺功能

续 表

危及器官	勾画指南	剂量限制									终点(>3级)
		30次分割			20次分割			15次分割			
		体积(mL)	最大剂量(Gy)	最大点剂量(Gy)	体积(mL)	最大剂量(Gy)	最大点剂量(Gy)	体积(mL)	最大剂量(Gy)	最大点剂量(Gy)	
肺		1 000	平均剂量<20Gy, V20<37%	15	1 000	平均剂量<18Gy, V18<37%	14	1 000	平均剂量<18Gy, V18<37%	13.5	放射性肺炎
肝脏 GTV	肝左右叶作为一个结构勾画,排除 GTV、主要引流管道,肝外门静脉,胆囊的肝脏实质	700	30		700	28		700	25		基础肝功能
肾皮质(左侧和右侧)	左右肾作为一个结构勾画,排除肾门和血管干的肾脏皮质	200	22		200	20		200	19		基础肾功能